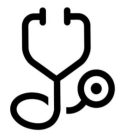

[法] 帕斯卡尔·普雷沃 / 著　[法] 安妮 - 夏洛特·戈蒂埃 / 绘　余轶 / 译

BE A 24-HOUR DOCTOR
24小时医生

快，患者需要你！

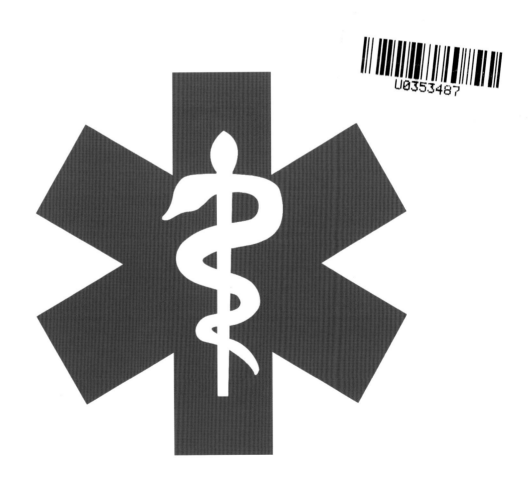

河北科学技术出版社

· 石家庄 ·

1 当你走出地铁，来到医院大门前，你的心情激动到无以复加！这也难怪，这是你第一次以医生的身份来到医院，迎接新挑战！今天天气很好，希望救死扶伤的工作能够顺利——当然也包括今晚，因为你是今晚的值班医生。急诊科里人满为患，所有的患者都需要你。去吧，去接待病患，为他们诊疗。

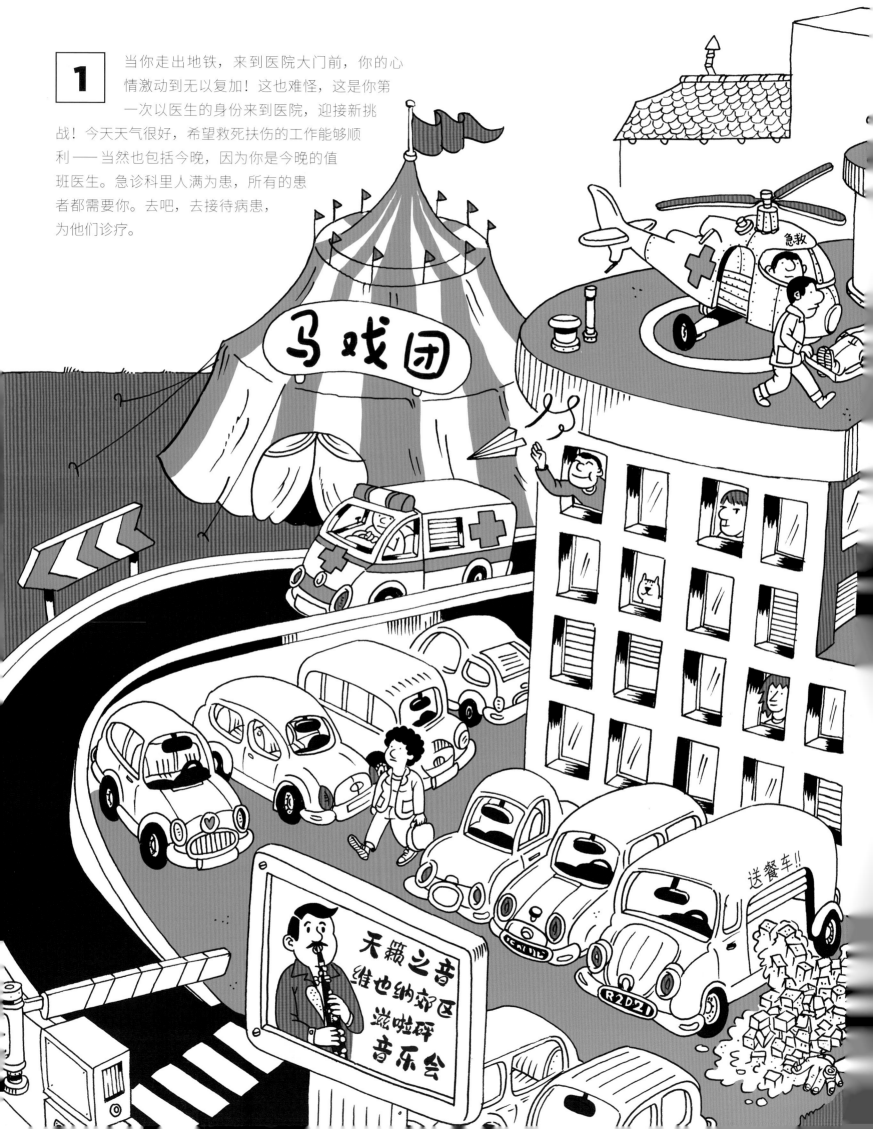

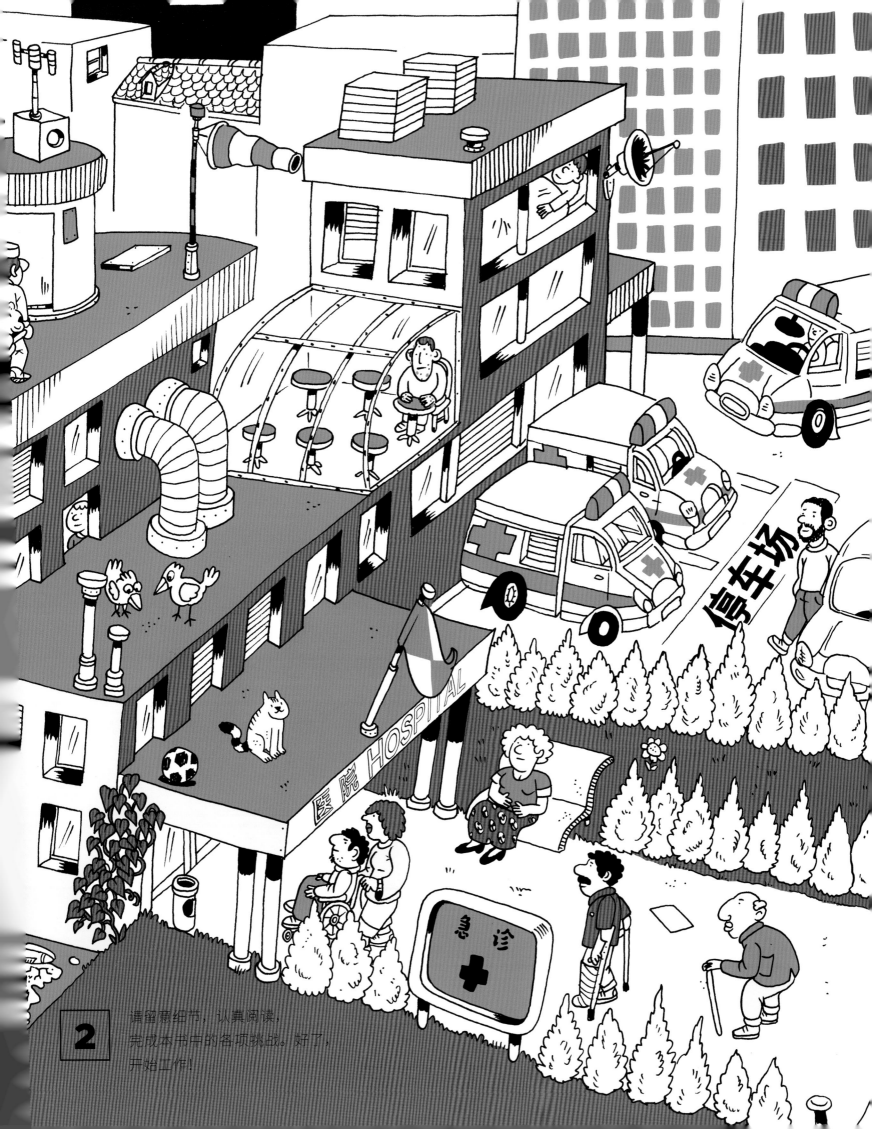

请留意细节，认真阅读，
完成本书中的各项挑战。好了，
开始工作！

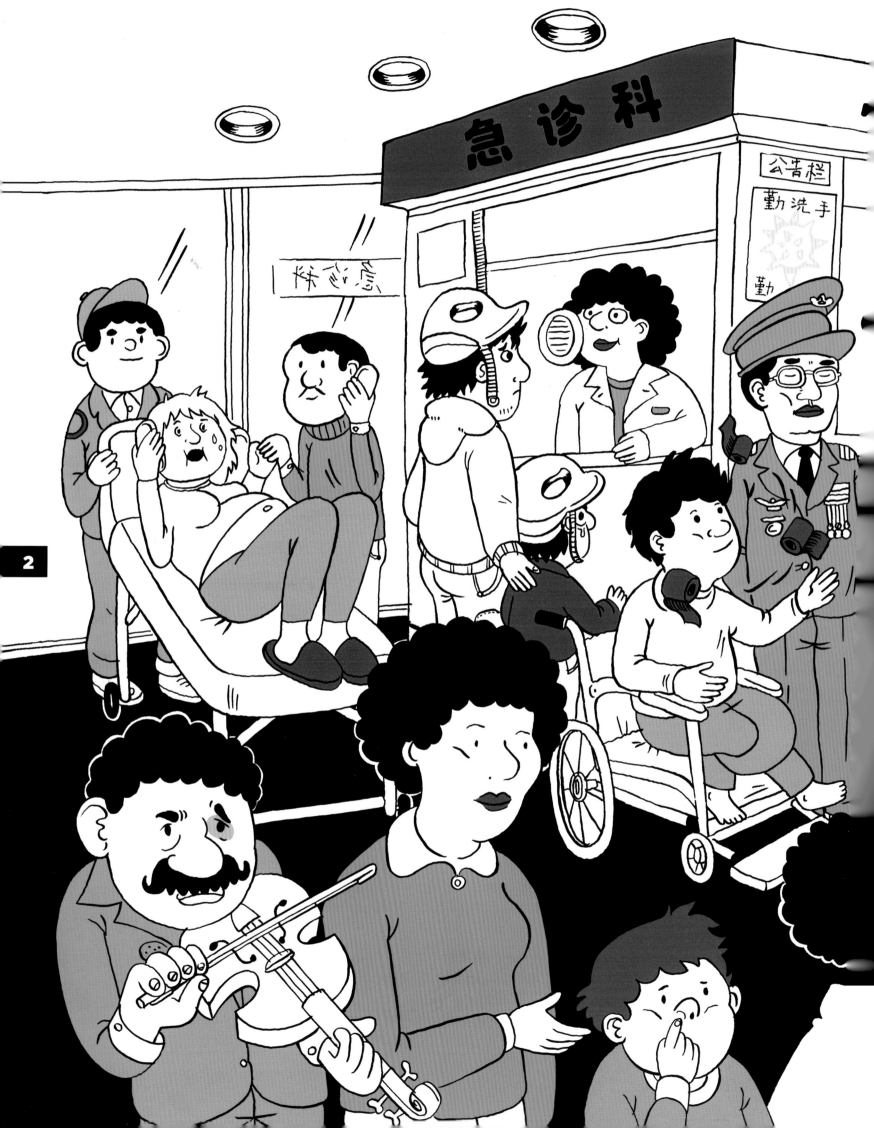

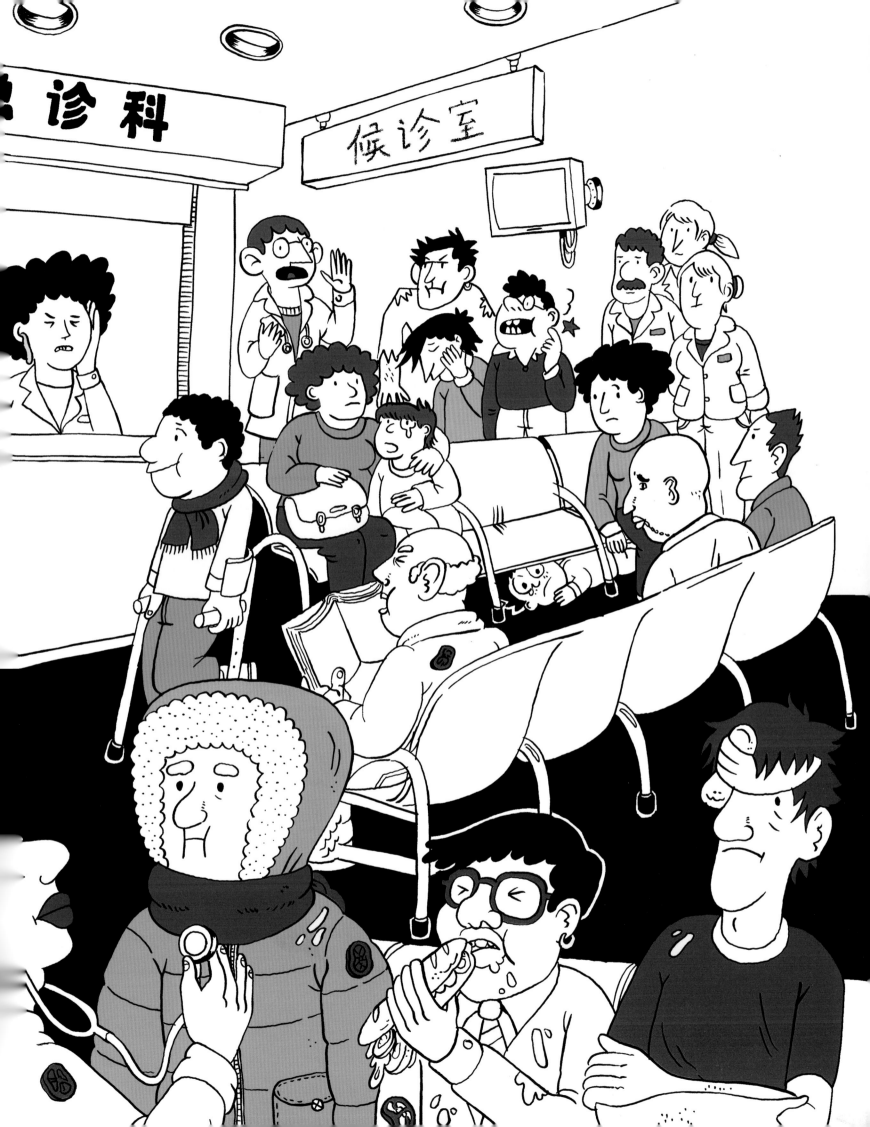

○8时30分

一号患者

1 塞林去哪儿了？

这名 6 岁的小男孩本该在检查室里接受检查，可你发现检查室里空无一人。男孩的妈妈示意你往下看。原来塞林正躺在地上，蜷成一团。

"他害怕上医院。"他的妈妈解释道。

不要紧，你知道该如何处理。你蹲下身来："好，让我们来想想办法。我先问你几个问题。"

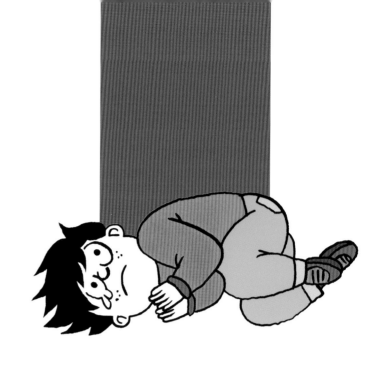

2 你询问："你有没有发烧？"

"38.4℃。"孩子的妈妈代为回答，"塞林一直说肚子疼，早上还呕吐了一次。"

你用手压压塞林腹部左侧，他笑了起来。你又压压他的腹部右下侧，他却疼得直叫唤。你问他要不要站起来，他却说："蜷着腿，肚子才不会那么疼。"

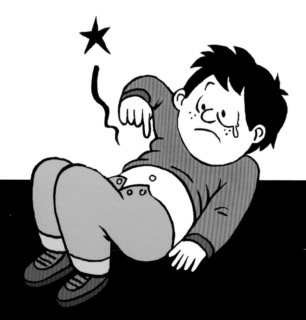

3 低烧、呕吐、右下腹持续疼痛……你怀疑他得了肠胃炎或是阑尾炎。为了确诊，你得让他去做血液检查，然后你要到本书**第 38 页**查看他的血液检查结果。如果血液中的 C- 反应蛋白超过 8mg/l，就得赶紧为他做 B 超检查。B 超室离得并不远，就在下一页。你没找到"C- 反应蛋白"这几个字？哦，忘记告诉你，C-反应蛋白的缩写是"CRP"。再找找看！

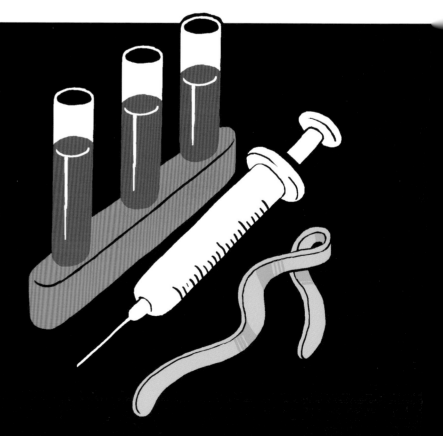

4 "奇怪，你的小病号去哪儿了？"超声医生不解地问。

你简直不敢相信自己的眼睛——你刚才不是好好地把塞林安置在 B 超检查床上了吗？没关系，你已经猜到他在哪儿了！

没错！就在检查床下面。塞林正蹲在那儿冲你不好意思地笑呢！

"我还是有点害怕。"

"你的肚子还疼吗？"

"疼……"

"那你就应该躺到检查床上去。你可以对自己说，这是一场即将开始的太空旅行。"

"好耶！"

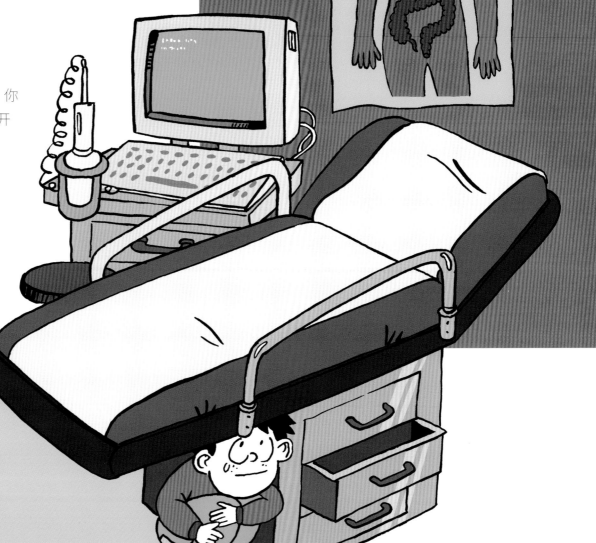

阑尾炎

阑尾属于大肠的一部分，长度可达 12 厘米。目前，关于阑尾的功能还没有定论。它的存在也许是为了储存免疫细胞或者对人体机能有益的细菌。阑尾受到感染，或者阑尾中有异物（比如说鱼刺），都会引起阑尾炎，甚至是阑尾穿孔，患者会感到剧烈的疼痛。在这种情况下，必须将阑尾切除，从体内取出。

5 该做出决策了：是给塞林开一点止痛片让他回家（见第37页），还是准备给他做手术（见第20页）？

二号患者

1 儿科急诊室请你过去一趟。在检查室的问诊桌旁，坐着一个满脸通红的 3 岁女孩。她身边还有一位男士。你发现他搞错了。

"我没搞错。是艾玛要看病，我是她的父亲米尔顿·维尼拉。"

"我指的是头盔。"

"哦……这倒是。我走得太急，又担心得要命。她病得不严重吧，医生？"

"请先摘下她的头盔，我给她做个检查。"

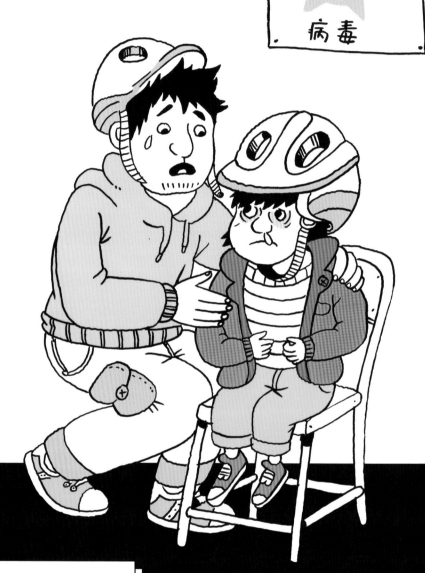

想要不生病
就要勤洗手

病毒

儿科急诊

儿科急诊 24 小时收治患病儿童。"儿科医生"是专门给儿童看病的医生。急诊科的医生、护士和住院医生、实习医生为来看急诊的儿童在第一时间提供护理。那些需要留观的儿童将被转入相应的科室，住院接受治疗。

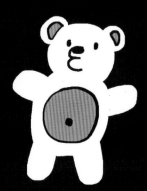

2 你一边为艾玛听诊，一边向她的父亲询问她的症状。

"艾玛烧得很厉害，还咳嗽、流鼻涕。"艾玛的父亲回答。

你的脑海中瞬间想到了五种会产生这些症状的疾病。

读一读你手头的五张便条，它们分别描述了五种不同的疾病。

哪一种疾病，是你可以立即排除的？

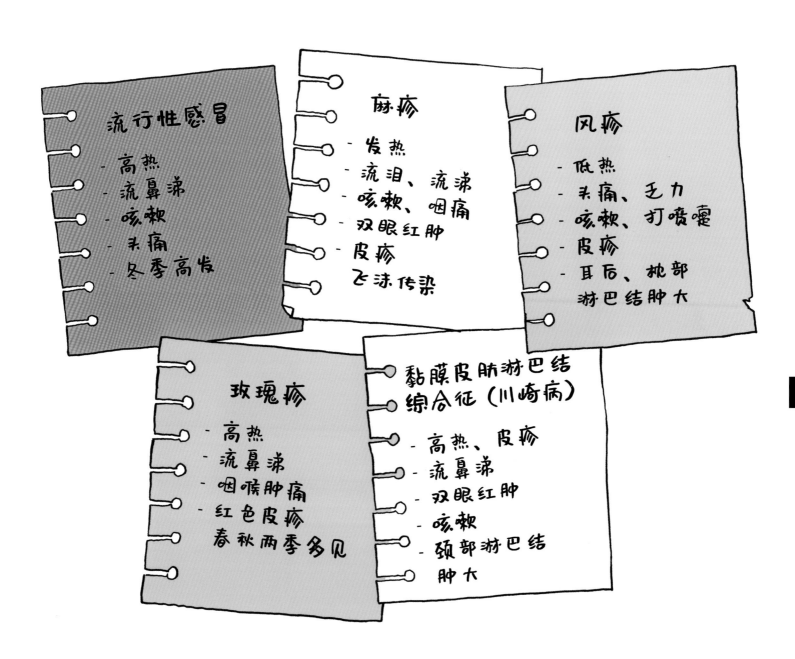

流行性感冒
- 高热
- 流鼻涕
- 咳嗽
- 头痛
- 冬季高发

麻疹
- 发热
- 流泪、流涕
- 咳嗽、咽痛
- 双眼红肿
- 皮疹
- 飞沫传染

风疹
- 低热
- 头痛、乏力
- 咳嗽、打喷嚏
- 皮疹
- 耳后、枕部淋巴结肿大

玫瑰疹
- 高热
- 流鼻涕
- 咽喉肿痛
- 红色皮疹
- 春秋两季多见

黏膜皮肤淋巴结综合征（川崎病）
- 高热、皮疹
- 流鼻涕
- 双眼红肿
- 咳嗽
- 颈部淋巴结肿大

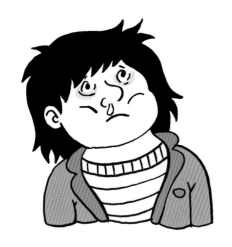

3 好了！现在仔细观察艾玛，她脸上的一个症状，可以帮你再排除另外两种疾病。你找到了吗？

如果找到了，请翻到第 26 页。

12时02分

三号患者

1 你来到医院门口，想要透透气，正巧遇见急诊科主任奥尔加·纳维尔。她向你表示感谢，因为你成功诊断出一例麻疹病例，及时阻止了疾病的进一步传播。

"要知道，我们刚刚收到关于绿脓杆菌传染病的预警，大家都很紧张。如果这种疾病在医院里传播开来，那么谁都有可能中招。"

你对绿脓杆菌传染病有所了解吗？

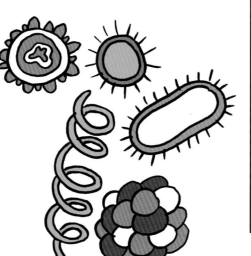

?

什么是细菌？

细菌是一种肉眼不可见的微生物。细菌的种类多达好几百万种，其中大部分对人体无害，有的甚至还有益于皮肤和消化道健康。但是，有些细菌却可以引起传染病或感染性疾病，如痢疾、肺结核、伤寒等。

2 这种疾病是由一种喜欢潮湿环境的细菌引起的。有人无意中把这种细菌带入医院，比如在运送绿植时。这种细菌很难被抗生素消灭。

快翻到第 39 页，回顾一下绿脓杆菌传染病的四种症状。在接下来的阅读过程中，请时刻留意这些症状的出现。

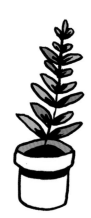

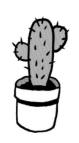
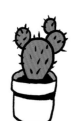
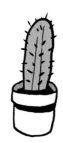

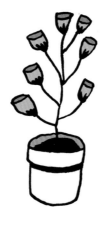

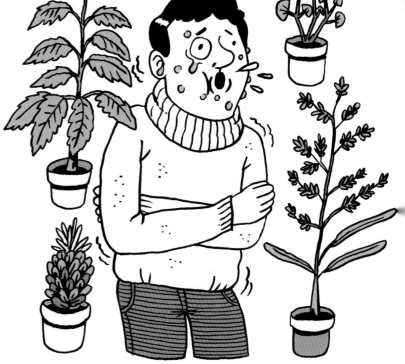

咳咳！

即使我们非常小心，仍有可能在住院期间染上另一种疾病。因为医院是患者和微生物聚集的场所，很容易发生院内感染。

3 注意，有的迹象隐藏得很深！如果你能把它们全都找出来，就能断定：绿脓杆菌传染病确实在院内传播。为了不耽误给 13 点 15 分的患者看病，你和主任只聊了几句就离开了。

13时15分

四号患者

1 你来到餐厅飞快地吃完午餐。突然，停电了！你打开手机的手电筒，走向走廊。走廊里也是一片漆黑。看来整个医院都停电了！好在你很快就听到了发电机的声音。医院的发电机组开始运行，为关键科室持续供电。

2 你摸索着下楼，却撞上一个正急匆匆上楼的黑影。你认出，他是一位年轻的住院实习医生。
"快躲起来！"他一边从地上爬起来，一边对你说。
"为什么？"
"我刚刚在听诊时遇见了一个僵尸！我为他测听心跳，结果什么都没有听到！一声心跳也没有！但这时，医院突然停电了！这绝对是僵尸在使坏！他的黑暗势力已经遍布医院！楼下的人兴许都被他咬了个遍！我得赶紧逃。再见！"
僵尸？！这听起来不科学啊！你决定下去看看。

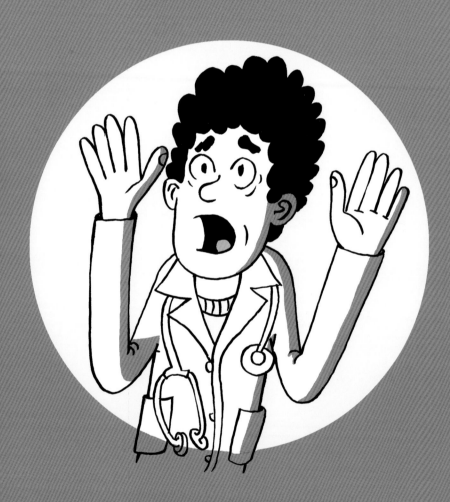

3 可你没法把情况看清楚。由于发电机组供电有限，急诊大厅陷入昏暗之中。据住院实习医生说，僵尸戴着一只耳环，系着黄色领带，还吃着生菜加番茄加茄子加薯条三明治。可你很难想象出一个吃素的僵尸！住院实习医生所说的僵尸到底在哪里呢？你能在**第 2 页**和**第 3 页**中找到这位与众不同的患者吗？如果你找到了，最好赶紧去**第 24 页**为他做个检查。

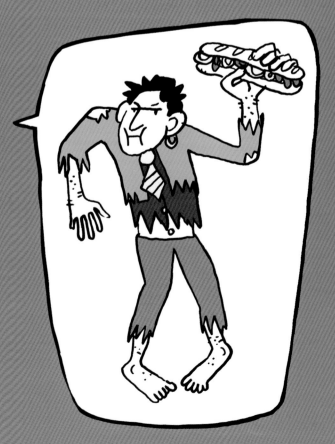

五号患者

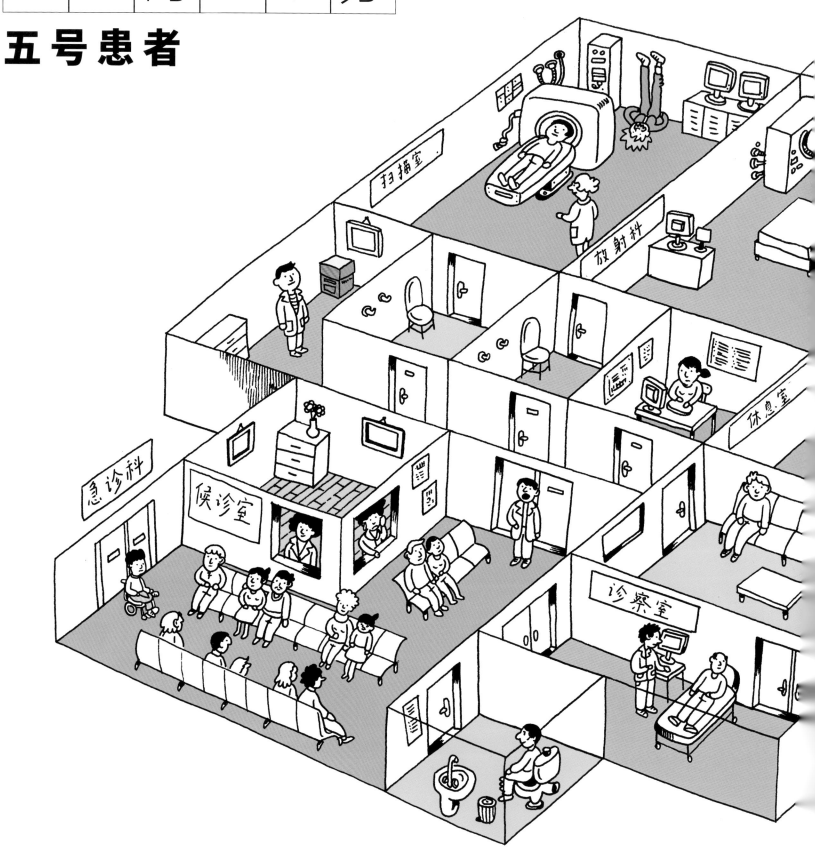

"你怎么了？"

"我是一名杂技演员，擅长表演空中连翻。我想尝试在空中连翻两次跟头，可事实证明这并不是一个好主意，因为我听到了两次断裂声。"

"我们会帮您把双腿分开，您有可能是骨折了。稍后我会带您去放射科做检查……"

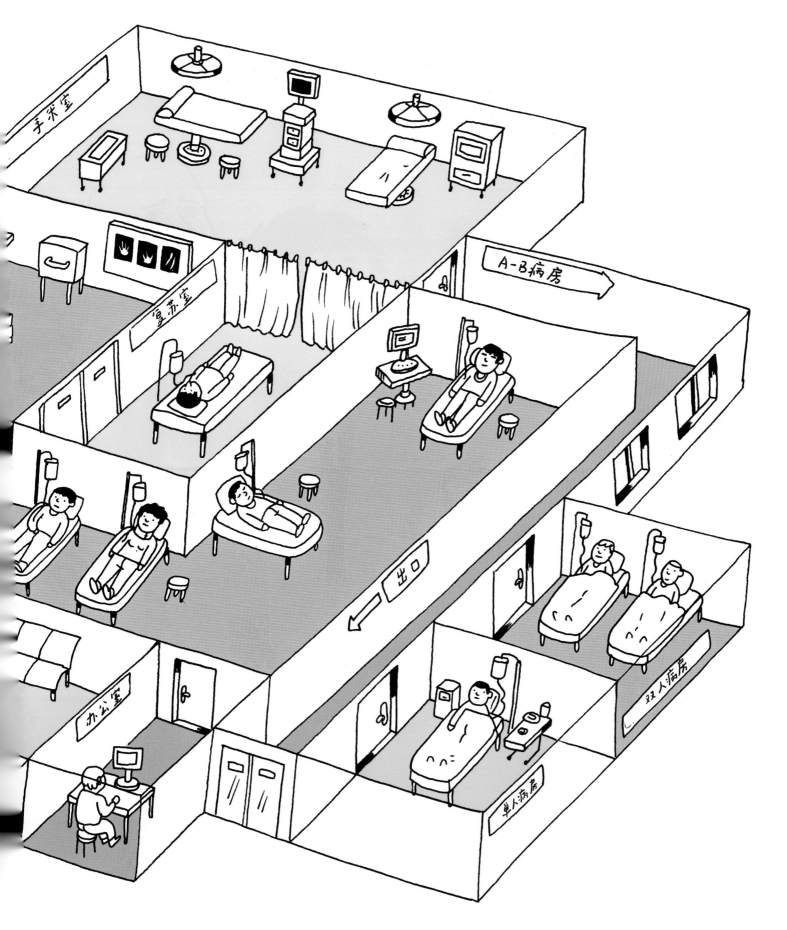

"拍两个片子，对吗？"

"没错。拍完片，直接进手术室。今晚您就睡在病房里。"

"我能住双人病房吗？"

医院有时跟迷宫没什么两样。由你来为患者引路，加油！

从急诊科出发，去往你所提及的那些科室……

好了！你一步也没有走错。接下来，该去第 12 页接待下一位患者了。

六号患者

1 你回到急诊科。

护士告诉你，刚刚来了几个棘手的病患。

那场让医院陷入黑暗的停电，实际上波及了大半个城市！音乐厅里一群正在演奏交响乐的乐手们，在摸黑寻找音乐厅出口时受了伤，于是全都来到你这里。你正寻思着该从哪一位乐手开始，护士提议："先给小提琴手看病吧，他今晚还有一场独奏演出呢！"

好吧，这确实比较紧急。

你问护士："小提琴手在哪儿？"

"不知道。这是一支兹卢波维斯坦乐队。"

"兹卢波维斯坦乐队？"

"没错，他们来自兹卢波维斯坦，既不会说汉语，也不会说英文。他们只会说兹卢波维斯坦语。"

可惜，你从来没学过兹卢波维斯坦语。

这样一来，你得在语言不通的情况下看着办了。

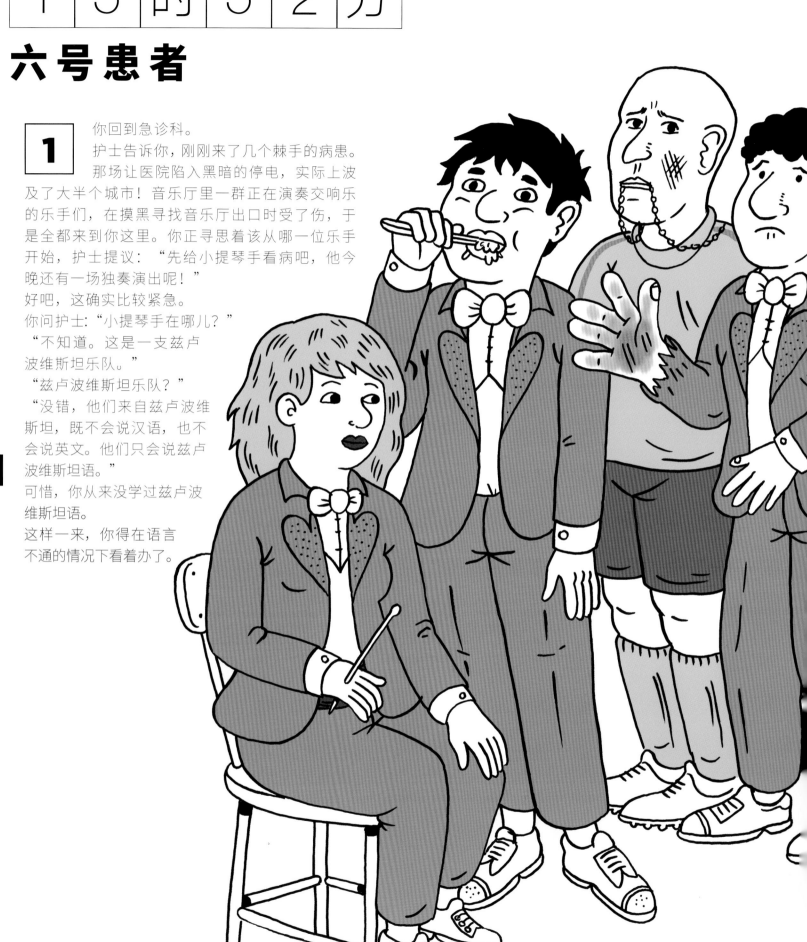

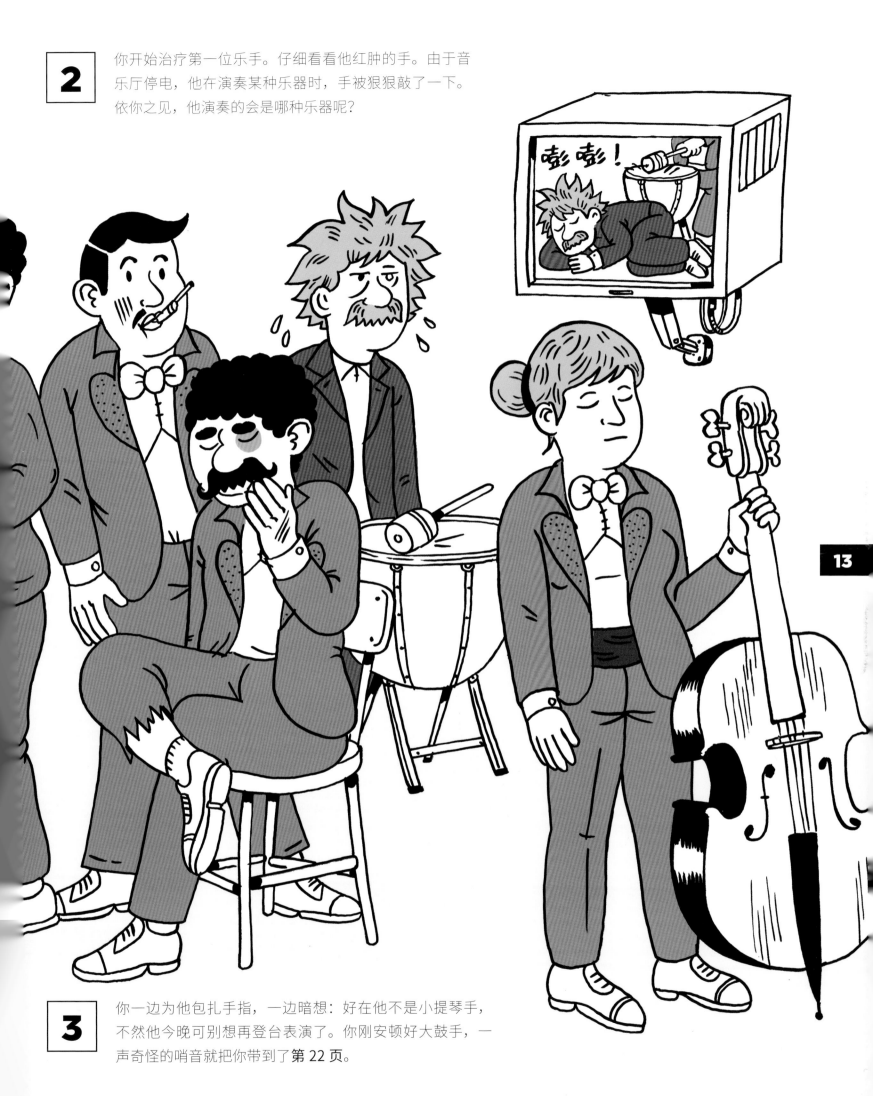

2 你开始治疗第一位乐手。仔细看看他红肿的手。由于音乐厅停电，他在演奏某种乐器时，手被狠狠敲了一下。依你之见，他演奏的会是哪种乐器呢？

彭彭！

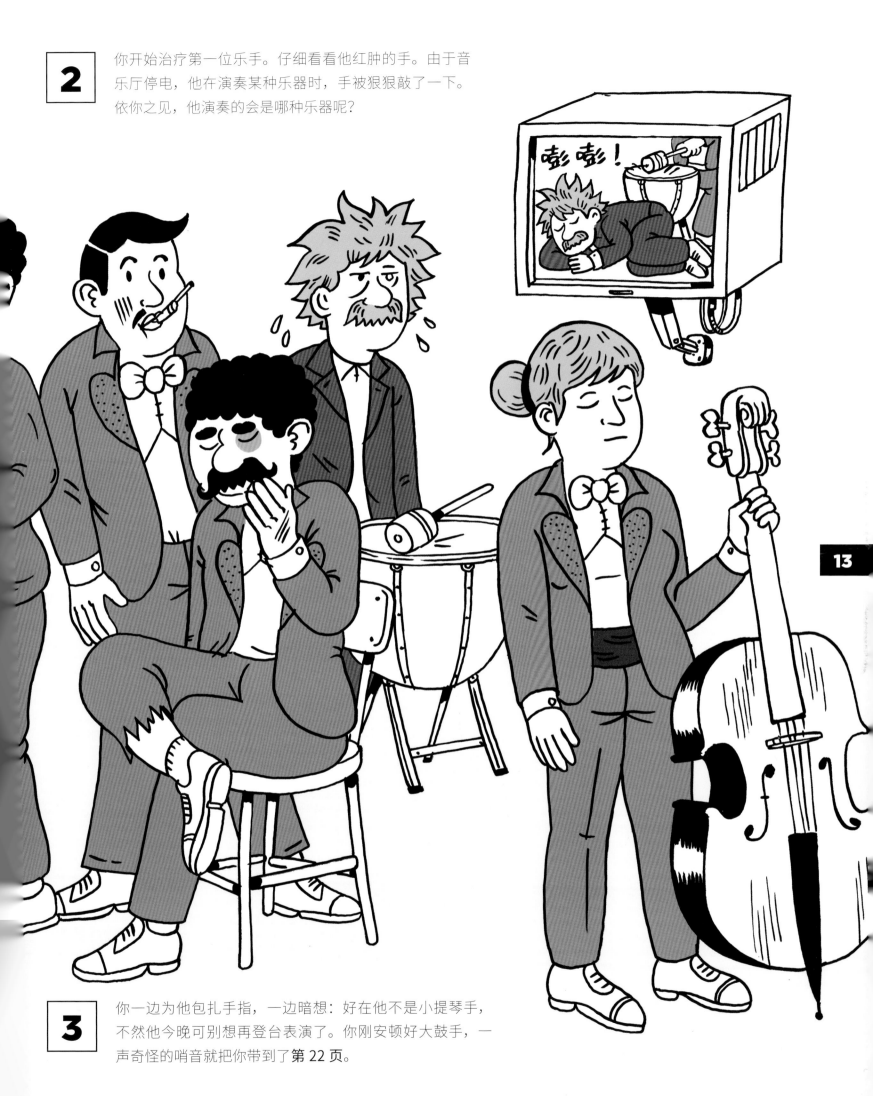
13

3 你一边为他包扎手指，一边暗想：好在他不是小提琴手，不然他今晚可别想再登台表演了。你刚安顿好大鼓手，一声奇怪的哨音就把你带到了第22页。

七号患者

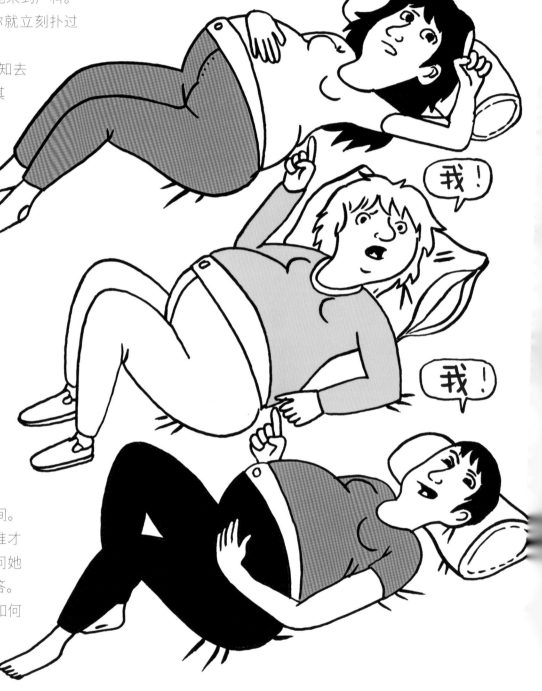

1 你按错了电梯楼层，误打误撞地来到产科。产科医生达达·波普苏一见到你就立刻扑过来："你来得太是时候了！除我以外的另一位产科大夫沃纳教授，不知去哪儿了，可现在有4位孕妇要生孩子，其中还有怀三胞胎和双胞胎的！我负责那个怀三胞胎的产妇，怀双胞胎的产妇就交给你了。快推门进去吧，祝你好运！"

2 达达·波普苏把你推进一个房间。有三位产妇正在产床上等你。谁才是那位怀双胞胎的产妇呢？问问她们就知道了。"我！"她们异口同声地回答。好吧，看来她们都想第一个被接生。这可如何是好？

3 你把头探进达达·波普苏所在的产室。她已经顺利完成了三胞胎的接生工作。

"我能借用一下你们的 B 超机吗？"
一名医生冲你点点头。请回到**第 23 页**的房间。

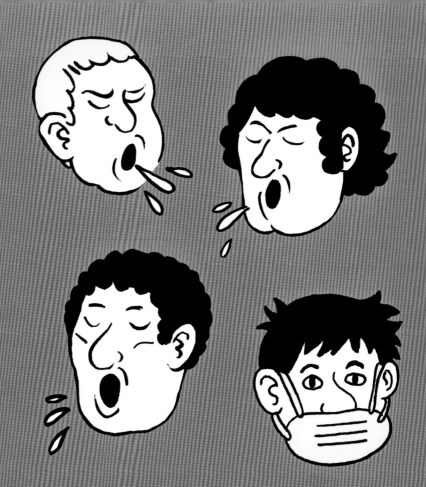

麻疹

　　麻疹是一种传染性很强的疾病，能引起严重的并发症。麻疹由病毒引起，这种病毒存在于口水与飞沫之中。儿童是麻疹病的高发人群。由于麻疹疫苗接种率降低等原因，时有病例发生。

1　你正要离开，米尔顿·维尼拉又来了。
　　"医生，您快帮我看看！我嘴里好像也长了科普利克斑，就在我的颊黏膜上，我能用舌头感觉到它！"
　　"您以前得过麻疹吗？"
　　"小时候得过。"
　　"那您就放心吧！一个人不会得两次麻疹。快回去照顾您的女儿吧。"
　　真是一位有意思的父亲！
　　不能再耽搁了，急诊科还需要你呢！等等，急诊科怎么走来着？
　　啊，想起来了！就在第 8 页。

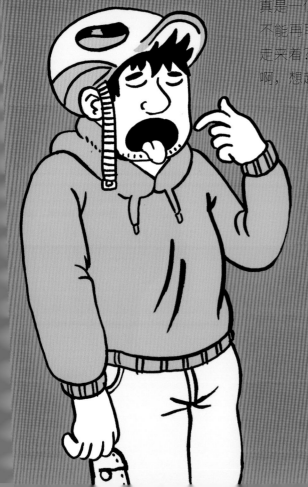

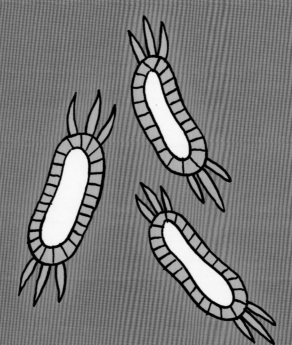

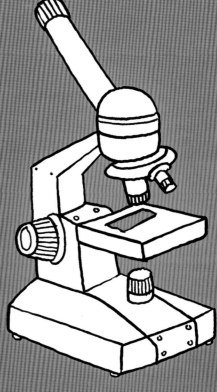

八号患者

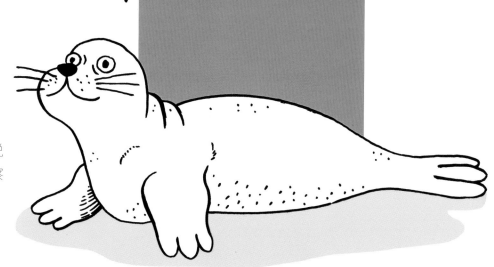

1 急诊科的护士不敢去接触一位得了流感的患者。流感可真是一种令人头疼的疾病。它的传染性特别强，对于抵抗力低下的人而言，得流感甚至有可能危及生命。你还没来得及问个仔细，护士已经走开了。她所说的患者在几号诊察室来着？急诊科一共有三间诊察室。你随意推开其中一间，竟意外地发现里面有只海豹！你简直不敢相信自己的眼睛："海豹？！"

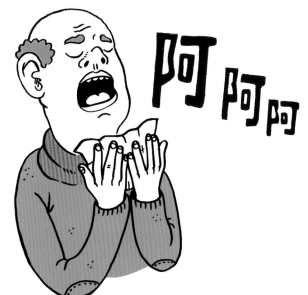

2 一声擤鼻涕的巨响把你重新拉回现实。声音是从隔壁传来的。不用怀疑，你要找的患者一定在那里。原来是一位老先生。哎呀，这个年纪的人患上流感可真麻烦！

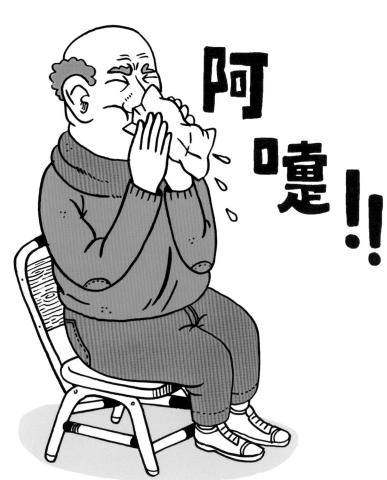

3 在一阵剧烈的咳嗽之后，老先生回答了你的问题："我只是想去看看大海而已。"
"您是在游泳的时候患上流感的吗？"
"应该说是在睡觉的时候，在海边的营地里。当时我开始流鼻涕、喉咙痛、头痛，还稍微有点发烧。"
你又仔细地看了看老先生。
"您只是稍微有点发烧吗？"
"嗯……没错。"
你眉头紧蹙。该拿出**第 38 页**的提示条，看看流感和普通感冒到底有什么区别。怎么样，你能做出诊断吗？
如果你觉得患者得了流感，请翻到**第 37 页**；
如果你觉得只是普通感冒，请翻到**第 32 页**。

16

○1时3○分

九号患者

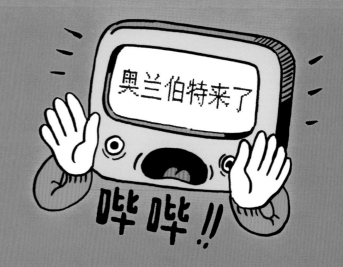

1 你正在值班室打盹，呼叫机突然铃声大作。你一下子蹦了起来——发生什么事了？

2 原来是奥兰伯特将军来了！他所需要的肾脏刚刚送达医院，外科医生可以为他进行肾脏移植手术了。你走到将军身边。他还是一身戎装。

"将军，您得脱下军装，换上病号服。"

"今天对我而言是无比重要的一天，我要求身着军装接受手术。"将军如是回答。他胸前的各种勋章摇来晃去，仿佛在肯定他的话。

"好吧，到时候我们再说……"你含糊地说，"您现在感觉怎么样？"

"我觉得很疲惫，胃口也不佳。为了这一天，我等得好苦啊……"

"确实。不过，现在我们准备好了，只需要进行最后一轮确认。"

请翻到**第 33 页**，进入确认程序。

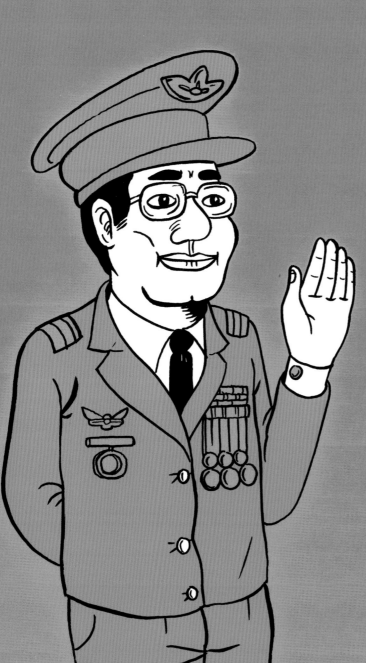

那些需要接受器官移植手术的患者，都被登记在需求者名单之中。由于所需器官随时有可能到来，需求者必须时刻保持在可联络状态。可供移植的器官特别少，等待的过程甚至会长达好几年。

十号患者

1 肾脏移植手术非常成功。你回到值班室。接下来的几个小时，应该可以休息了吧？哦，不！产科突然呼叫。你重新穿上白大褂，心想："该不会是来了一位要生四胞胎的产妇吧？"哦，原来是大家找到产科大夫沃纳教授了。此刻，他坐在椅子上，头发乱成一团。

达达·波普苏一边握着他的手安抚着，一边向你解释："教授有些失忆。"

"我只记得自己早上开车来医院，之后发生的事，我一件都想不起来了。"沃纳教授说，"我的这段记忆成了一个黑洞。"

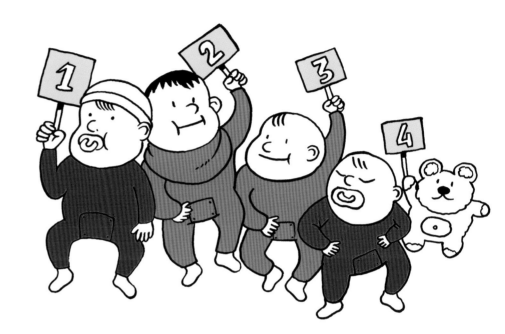

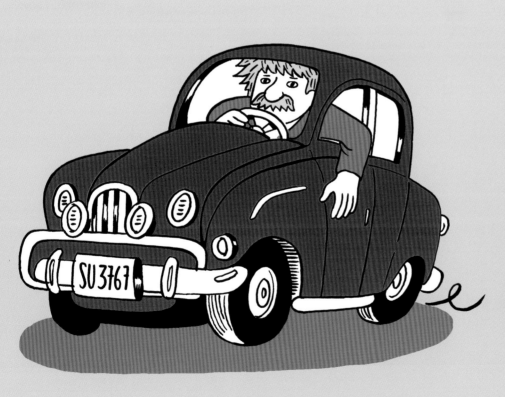

2 你在沃纳教授身边坐下，问道："您一定是受到了某种刺激。如果我们能找出这个刺激是什么，您也许就能恢复记忆了。您真的什么都想不起来了吗？"

教授集中注意力，努力思考。达达·波普苏贴心地把自己的梳子借给他，好让他整理一下发型。

"有那么一刻，我似乎听到了一种声音，像是打雷……"

打雷？今天并不是雷雨天气啊！请把书页往前翻，仔细寻找线索。如果找不到，你还可以借助于监控录像。一般来说，找急诊室护士就能拿到监控录像。

此后，再去**第19页**，与沃纳教授聊聊。

3 哦……原来早在你接诊交响乐团的乐手时，沃纳教授就已经不在岗位上了。如此推断，刺激他的事情应该发生在更早之前。再往前翻翻？

4 你在迷宫一般的医院里找到沃纳教授了吗？如果你找到他了，就会发现，这时的他已经在犯迷糊了。对此，教授兴许还保存着一段模糊的记忆……

"我记得有一道红光……没错，我确实是从一道红光下走过。"

一道红光？有意思。

哪一页上有一道红光呢？

你找到了吗？好吧，我们在第 36 页见。

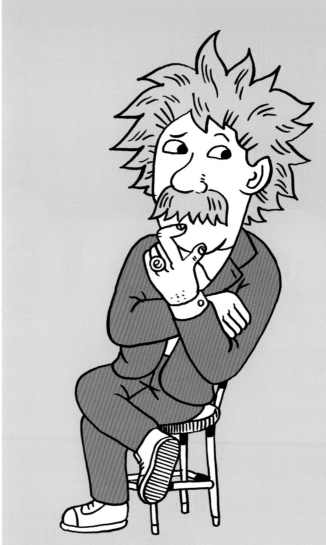

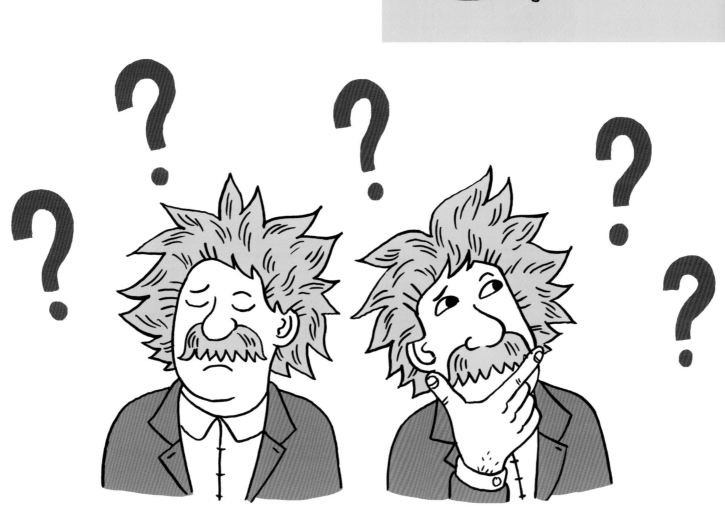

1 塞林的腹部 B 超检查结果佐证了你的诊断：他果然得了阑尾炎。快，赶紧把小病号送去手术室！一台手术往往需要好几名医生和护士的共同参与。你知道他们都是谁吗？

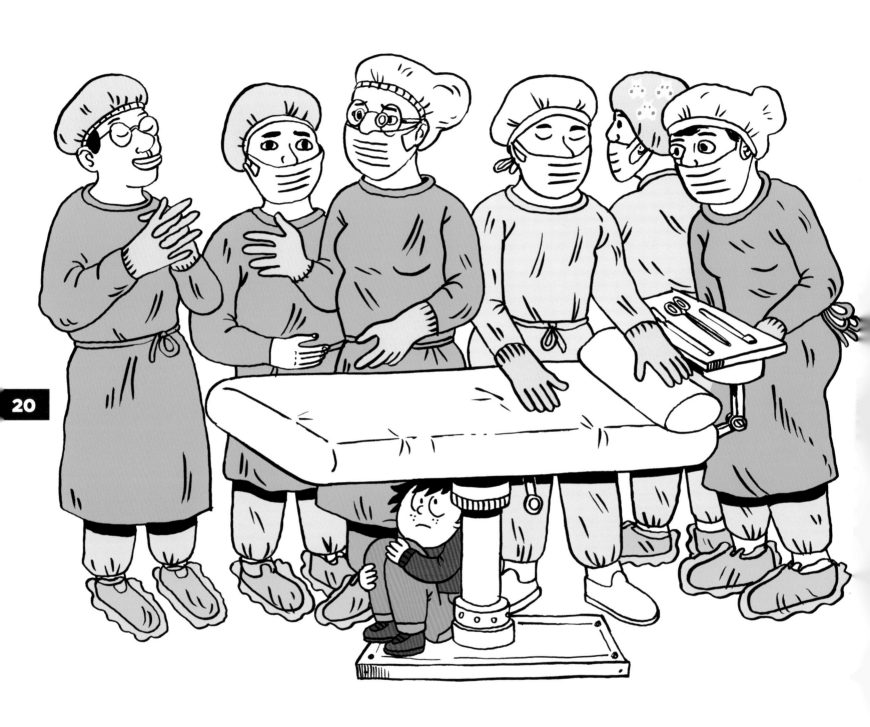

一号助手忘记穿鞋套了。

麻醉师让患者入睡，并持续监测患者状况。他很喜欢自己那顶有河马图案的蓝帽子。

巡回护士分发未拆包的工具。他无需佩戴无菌手套。

你很难区分外科医生和她的二号助手，不过……没错，外科医生戴着手术放大眼镜，以便更好地看清楚细节。

器械护士负责把外科医生所需要的工具递交给他。为了系紧她的手术衣，她在背后系了两个结。

2 不错，你已经找出了这台手术所有的医护人员，现在只差帮助他们找到塞林了。你一定知道他藏在哪儿了，对吗？

3 手术可以开始了。首先向塞林的腹部充气，然后将被称为"内腔镜"的摄像头从他的肚脐探入体内（向塞林体内充气的管子也是连接在肚脐上的）。内腔镜照亮因充气而被扩大的腔体，医生可以清楚看到患者的体内器官。接下来，将两根大针——套管，先后穿过腹壁，用于后续的手术操作。外科医生开始切割阑尾，并通过观察屏幕上所显示的情况，确保手术顺利进行。等等，好像有一个问题……请仔细观察！

? 什么是
无菌技术？

为了患者的健康，手术间必须保持干净卫生，无微生物或异物存留。手术器具必须经过无菌处理。我们把这种严格灭菌的做法称为"无菌技术"。医护人员在手术过程中穿着无菌服。无菌服是蓝颜色或绿色的。

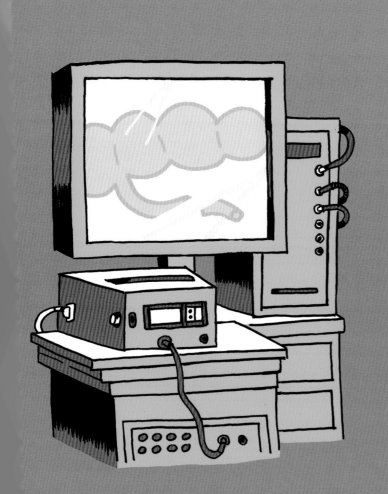

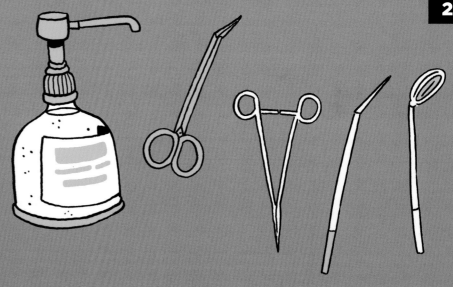

4 好险！千万别把手术器具遗忘在患者的肠道里！再过几天，塞林就可以出院了；几个星期后，他就能像往常一样活蹦乱跳了。现在，去接待**第6页**的患者吧！

1 你完成了对大鼓手的治疗，现在该轮到另外两名乐手了。他俩每次呼吸，都会发出奇怪的声音。先从已经忍不住哭起来的那位乐手开始吧，带他去第 31 页拍张 X 光片，你或许能从中找到线索。拍完片，你十万火急地回到第 22 页。

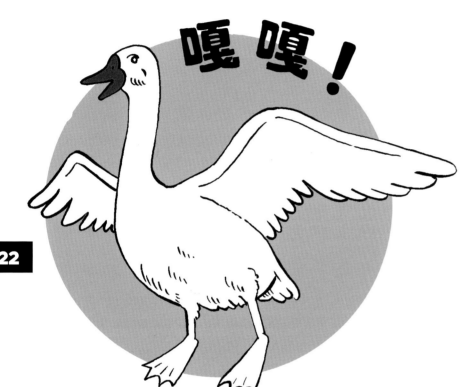

2 你找到线索了吗？是的，你觉得之前在哪里见过这位乐手……会是在哪里呢？

请把书页往前翻。你顿时明白，当这位患者向你述说病情时，你为什么会觉得兹卢波维斯坦语听上去像嘶哑的鸟鸣声。那是因为他居然不小心把自己的双簧管吞下去了一截！

现在，来看看第二位乐手。

3 一个口哨？什么时候口哨也成了交响乐器？

"我才不是什么乐手呢！"你的患者尖着嗓门说，"我是足球裁判！这些乐手们稀里糊涂地闯进我的赛场，其中一个笨手笨脚的，还戳破了我的足球！我不得不吹响口哨、判罚点球，双方就这样打了起来。情急之中，我不小心吞掉了口哨，只好蹭乐团的大巴车来到医院。"

你把两位患者都送去消化科，然后马不停蹄地开始检查第 27 页的患者。

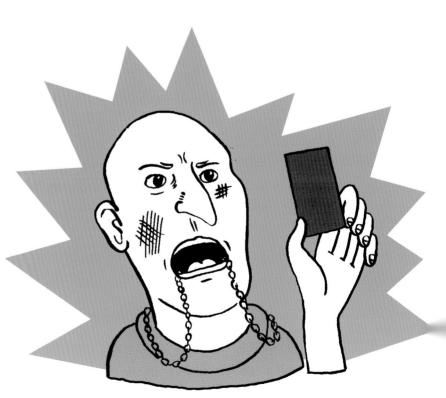

1 你回到产科，用 B 超机给三位孕妇做检查。你知道哪一位是怀了双胞胎的孕妇吗？

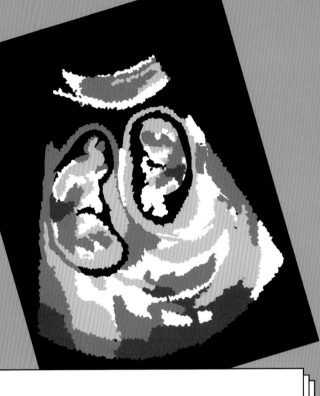

B 超检查

B 超检查可以让我们了解人体内部情况。B 超机向孕妇子宫内的胎儿发出超声波（这是一种我们听不见的声波），然后凭借从胎儿身上反射的回声成像。

在妈妈体内，胎儿泡在一个充满液体的"袋子"——也就是羊膜腔里。胎儿通过脐带与母体相连，胎盘为胎儿提供氧气和养分。分娩时，最理想的状态是胎儿头朝下、通过妈妈的阴道产出。但也有的胎儿是屁股先露出来，这种情况被称为"臀位分娩"。

2 好了，是时候去和这对双胞胎见见面了。想一想，产房是不是在**第 28 页**？

1 传说中的"僵尸"原来非常友善。他名叫保尔·珀蒂布瓦。看到你亲切又耐心地接诊,他十分感动。

"我经常咳嗽,而且痰多。"他向你描述自己的症状,"我还发烧,肺部感到疼痛。其实,这些我都跟您的同事说过了,可奇怪的是,他不知怎的,突然就跑了!"

"我来给您做检查。"

"您的同事不回来了吗?"

"这么说吧——他有点怕黑。走,我们去检查室。"

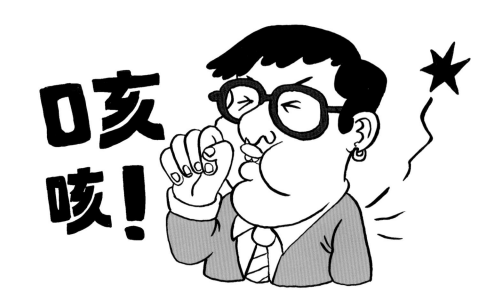

2 你把听诊器放在患者胸前,果然什么也没有听到! 瞬间,你周身的血液都凝固了 —— 眼前的患者难道真的是僵尸? 那么他将成为你在职业生涯中所接治的第一位僵尸患者! 不过,他都成僵尸了,还有得治吗? 你又仔细听了听,还是没听到心跳声,只有充满黏液的肺部发出可怜兮兮的声音。

听诊器

听诊器可以让我们听见人体内部的声音。医生把听诊头放置在患者的皮肤上,把听诊器的耳挂戴在自己的耳朵上。听诊器是在 1816 年发明的古老仪器了。最早的听诊器是一个用纸卷成的圆筒!

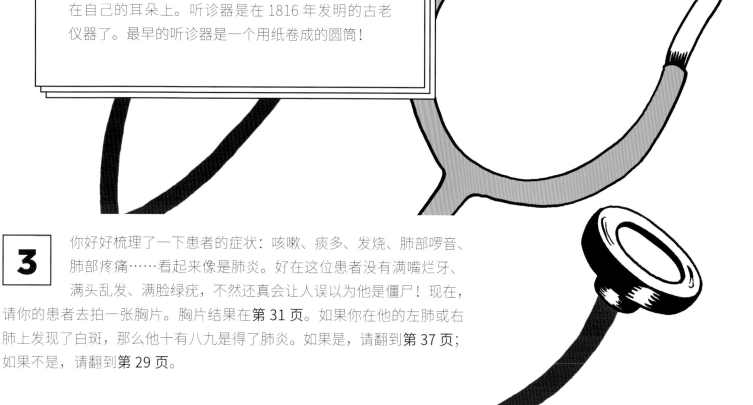

3 你好好梳理了一下患者的症状:咳嗽、痰多、发烧、肺部啰音、肺部疼痛……看起来像是肺炎。好在这位患者没有满嘴烂牙、满头乱发、满脸绿疣,不然还真会让人误以为他是僵尸! 现在,请你的患者去拍一张胸片。胸片结果在第 31 页。如果你在他的左肺或右肺上发现了白斑,那么他十有八九是得了肺炎。如果是,请翻到第 37 页;如果不是,请翻到第 29 页。

1 你认为没有必要对产妇实施剖腹产手术。很好，双胞胎中的第一个宝宝顺利降生，是个漂亮的男孩，重 2.8 千克。你来不及把他放在妈妈的肚子上，让母婴肌肤相亲，因为第一个宝宝和第二个宝宝出生的时间最好不要间隔太久。

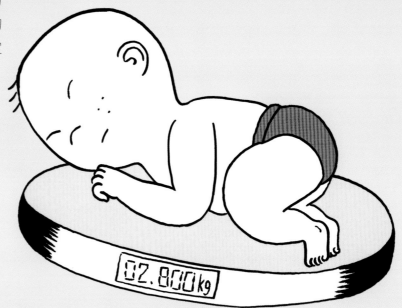

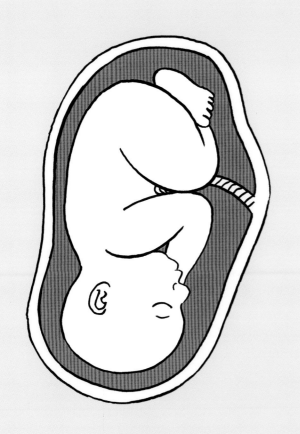

2 突然，产房里来了好多医护人员：麻醉师、助产士、两名儿科医生、一名护士，就连达达·波普苏也悄悄跟了进来。

在达达·波普苏的帮助下，第二个宝宝以脚先出现的方式诞生。你对达达·波普苏的娴熟技艺与麻利手脚佩服得五体投地。干得漂亮，艺术家！

"目标达成！"达达·波普苏宣布，"我去隔壁产房了，那里还有一位三胞胎妈妈在等着我呢！"

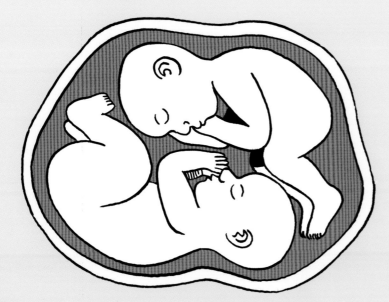

3 眼前的这对新生儿，让你禁不住热泪盈眶。可惜，你没有时间去感动，因为第二个出生的宝宝太小了，你得把他放进早产保温箱，好让他继续生长发育。由于太过疲劳，你想不起保温箱在哪里了。是在第 34 页还是第 30 页来着？

我们常说的"同卵双胞胎"和"异卵双胞胎"到底有什么区别呢？当两个卵细胞与两个精子分别结合，就会形成两个不同的受精卵，因此两个宝宝就会一同在妈妈的肚子里生长，他们可能一个是男孩，一个是女孩——这就是"异卵双胞胎"。当一个卵子与一个精子结合，然后分裂成两个受精卵，两个宝宝就会高度相似，拥有相同的基因——这就是"同卵双胞胎"。

忘记给自己摘下头盔的米尔顿·维尼拉满头大汗。"怎么样，医生？"

"我可以确定，艾玛得的不是风疹，因为她烧得很厉害；也不是玫瑰疹或流感，因为她有双眼红肿流泪的症状。那么，只剩下两种可能。为了确诊，我得检查一下她的口腔……"

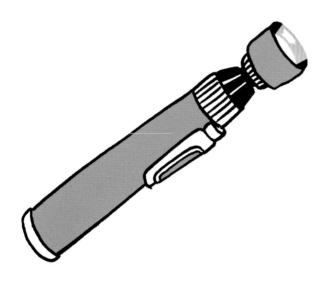

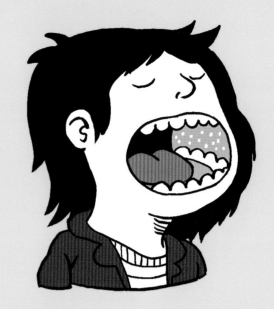

2 "啊呀！"米尔顿·维尼拉惊呼，"这些小白点是什么？"

"这叫科普利克斑，常常出现在麻疹患者的颊黏膜上。接下来，我会让她去做个血液检查，加以确认。现在，艾玛需要休息和特殊护理。我们会安排她住在隔离病房，以防传染。"

隔离病房在哪儿？没错，就在第 15 页！

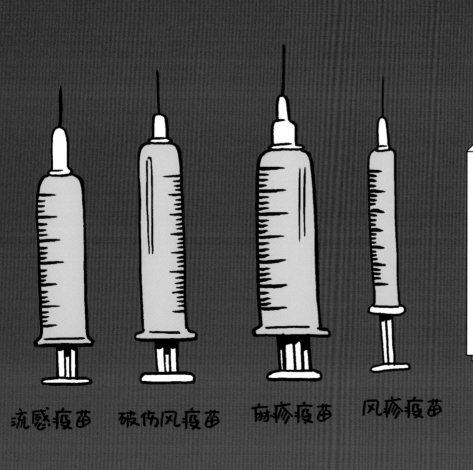

流感疫苗　　破伤风疫苗　　麻疹疫苗　　风疹疫苗

疫苗

接种麻疹疫苗，可以起到预防麻疹、降低麻疹发病率的作用。在法国，12～18 月龄的幼儿必须接种麻疹疫苗。

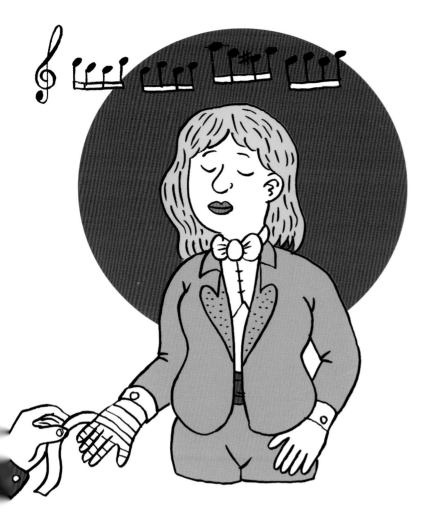

1 这位女士的手掌被一根尖锐的棍子刺穿了！哎呀，看着都觉得疼！你得尽快帮她把棍子取出来。在此之前，你想先搞清楚，这一切究竟是怎样发生的。

2 你为这位乐团指挥包扎伤口，她比画着向你解释，由于她的指挥棒特别尖锐，所以在停电时，她一不小心被指挥棒刺穿了手。后来，就连她在无意中接到的足球，也被这根指挥棒给扎破了。
原来如此！

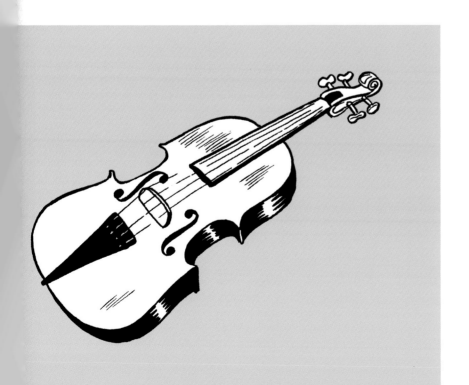

3 还有很多乐手在候诊呢，你为交响乐团的成员们逐个提供治疗，同时琢磨小提琴手去哪了。莫非……请你集中注意力，认真回想在前几页中看到的场景，说不定能把这个小提琴手给找出来。把书往前翻，再好好检查一下。

4 小提琴手今晚可以继续表演了。他那只在足球场上意外受伤的眼睛也不疼了。来吧！你得尽快回到第 14 页的急诊科了。

1 你和助产士一起来到产房。产妇已经出现宫缩，她的腹部肌肉在推动胎儿产出。
到了决定是否实施剖腹产的时候。

为此，你必须首先排除一项危险情况：如果两个胎儿在同一个羊膜腔内、共用一个胎盘，那就存在脐带绕颈的危险。

在这种情况下，必须实施剖腹产。

糟糕，你忘记 B 超所显示的情况了！

快！再回到第 23 页去看看 B 超结果！

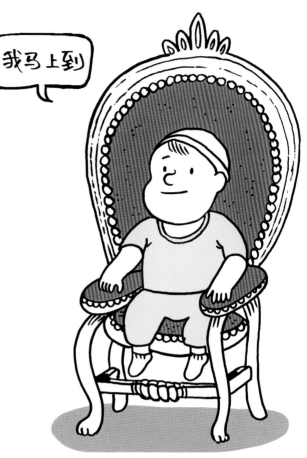

?

什么是
剖腹产？

当产妇无法顺产时，对产妇实施剖腹手术，直接将胎儿从产妇的子宫中取出。这种操作被称为"剖腹产"。

2 你带着准确无误的信息回到产房。不对，好像还忘了什么？对了！如果双胞胎中首先降生的宝宝比后降生的宝宝个头小，那么也得实施剖腹产。刚刚看 B 超结果时，你忘记比较两个宝宝的个头大小了。快，再跑一趟去看看。除此以外，你还有第三个因素要考虑——好好看看你的笔记。

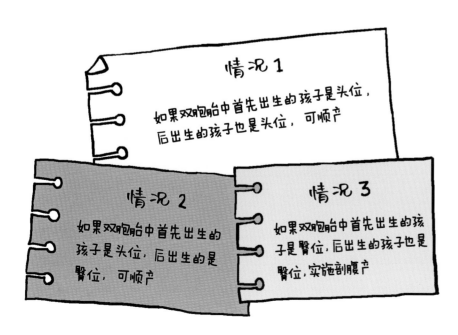

情况 1

如果双胞胎中首先出生的孩子是头位，后出生的孩子也是头位，可顺产

情况 2

如果双胞胎中首先出生的孩子是头位，后出生的是臀位，可顺产

情况 3

如果双胞胎中首先出生的孩子是臀位，后出生的孩子也是臀位，实施剖腹产

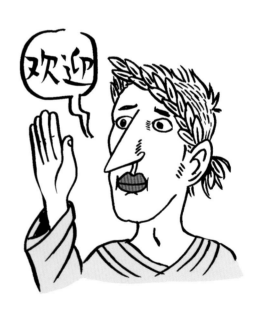

3 还是没有沃纳教授的消息。看来，你必须扛起这份责任来。

如果你决定实施剖腹产手术，请翻到第 37 页；如果你提倡顺产，请翻到第 25 页。

1 保尔·珀蒂布瓦的胸片结果让你长舒了一口气——他只不过是得了支气管炎而已。不过，值得注意的是——看看他的心脏长在哪一边？在回答这个问题之前，请回到第 31 页再看一眼。要知道，X 光片都是镜面成像，也就是说，照片上的左边是现实中的右边。

2 保尔·珀蒂布瓦的心脏居然长在身体右侧！

要知道，大部分人的心脏是长在身体左侧的。"右位心"，即心脏长在身体右侧，这种情况非常罕见。这就是为什么当你把听诊器放在他的胸膛左侧时，听不到心跳声。

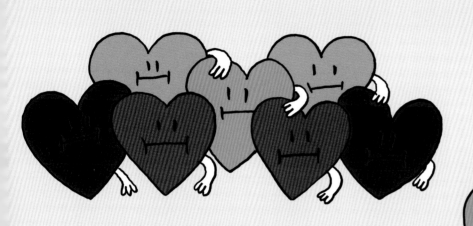

拥有右位心的人也可能过正常生活，不受任何影响。在美国，有一位妇女活到 99 岁，一直都不知道自己的心脏是长在身体右侧的。直到她死后，医生才发现这一点。

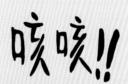

咳咳!!

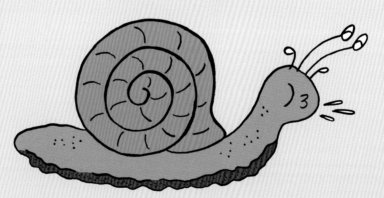

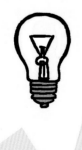

3 "是这只蜗牛害得我咳个不停吗？"保尔·珀蒂布瓦指指自己的胸片，诧异地问。

"不是。这只可怜的小东西不过是在你吃沙拉时被你吞下去了而已。"

真可惜，你失去了给"僵尸"看病的机会，也没能救出那只小蜗牛……不过，好消息是——医院终于来电了！你可以继续在正常条件下工作了。请翻到第 10 页。

1 你找到了那只装有待移植的器官的箱子。好了，你可以开始进行信息确认了。

"你不会弄脏我的军装吧？"将军有点担心。

你向他保证，一定会非常小心。

首先，你要进行 HLA 配型检查。HLA 基因使得身体能认出所有属于它的器官和组织，因此，必须确认 HLA 基因能接受新肾脏才行。只有当检测结果显示可行，才能进行移植手术。

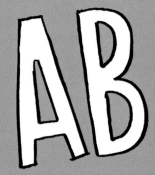

？

为什么
要进行多项确认？

机体会排斥异体组织，这一现象被称为"排斥反应"。排斥反应有益于机体自我保护，但会给器官移植带来一定的麻烦：身体可能会排斥这颗被移植入内的新器官。因此，在进行移植手术前，必须确认被移植的器官与患者身体的兼容性。

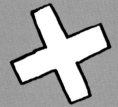
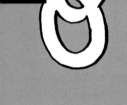
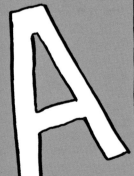
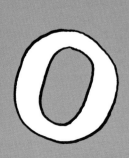
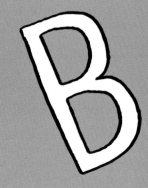

肾脏移植术前检查结果

	供体血液分析	将军的血液分析
血糖	0,80 g/l	1,05 g/l
血型	A+	A+
转氨酶	33 U/l	26 U/l
谷氨酰转肽酶	19 U/l	30 U/l
红细胞	18 g/dl	14 g/dl
血细胞积压	48%	42%
HLA	无异常指征	无异常指征

2 现在该检查血型是否相容。结果显示：血型相容。手术室在第 35 页。

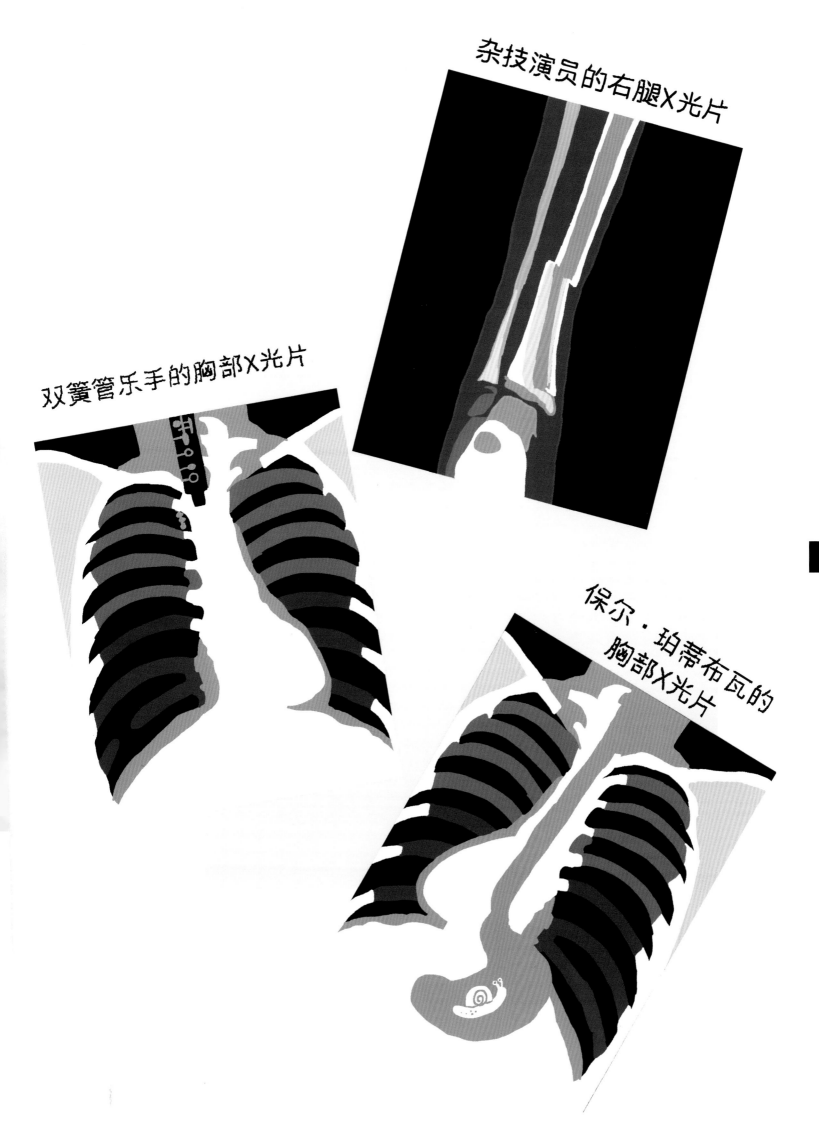

杂技演员的右腿X光片

双簧管乐手的胸部X光片

保尔·珀蒂布瓦的
胸部X光片

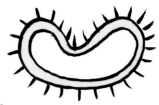
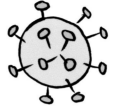

1 你揉了揉酸涩的眼睛。

"您好像是感冒了。"

"我每次去海边都会感冒。这次不严重吧？"

"我得从您的鼻腔中采集一些分泌物，做个检测，以便确认病情。好了，采集完毕！"

"您能在显微镜下看到什么吗？"老人家担心地问。

"您别担心，只要稍加调节，显微镜的成像就会非常清晰。喏，现在我看到了 6 个病毒体。只要其中有一个是黄色、周围还环绕着绿色，那我们就可以确定您得了流感。这种检测法叫做'免疫荧光法'。"

病毒
是什么？

病毒是一种疾病传染体。它需要依附在细胞上才能不断复制，并在复制过程中使细胞乃至整个机体产生病变。

32

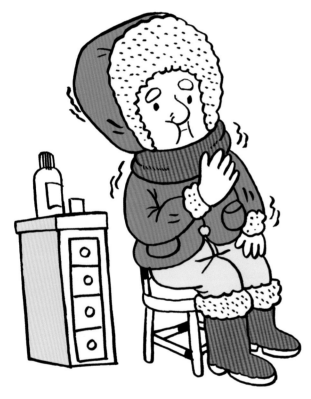

2 你挠了挠头。老人家确实只是得了普通感冒而已。事实很明显——他不是你要找的流感患者。你离开这间诊察室，走向三间诊察室中的最后一间——也就是你曾看见一只海豹的那间。没错，海豹也会得属于海豹的流感，但问题是，从什么时候起，医院开始收治海豹啦？你正纳闷，却发现原本待在病床上的那只海豹不见了，换成了一名正在瑟瑟发抖的极地探险家！奇怪，难道刚才是你眼花了？

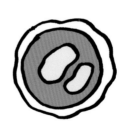

3 "阿嚏！"

极地探险家打了一个喷嚏。

"很抱歉，我得了流感。"

"我知道。所以我得将您隔离起来，免得您传染其他人。"

"阿嚏！我能带上我的海豹吗？我们是在冰川上一起长大的好朋友。为了和它在一起，我把它带进医院，让它藏在柜子里。"

你表示同意。谁让这只海豹冲你笑得那么甜呢？好了，你可以去第 17 页稍微休息一下。

某些流感病毒会使鸟、猪、海豹、猫、狗等动物生病。这些病毒很少会传染给人类，但也有例外。

1 奥兰伯特将军原有的两颗肾脏无法正常运作，外科医生将用一枚新的肾脏加以代替。

这枚新肾脏来自他人的捐献。移植后，它将在奥兰伯特将军体内包揽原本由两枚肾脏所承担的工作。在进行移植手术之前，必须确保奥兰伯特将军的身体能与这枚新加入的肾脏和睦相处、密切合作。

为此，你得做两个测试，对比将军的血检结果和新肾脏的血液报告。说到这，新肾脏在哪里？没错，它被装在一个低温保存箱里，可箱子呢？

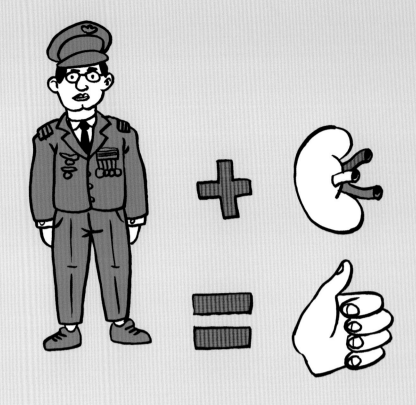

含有废物的

洁净的 →

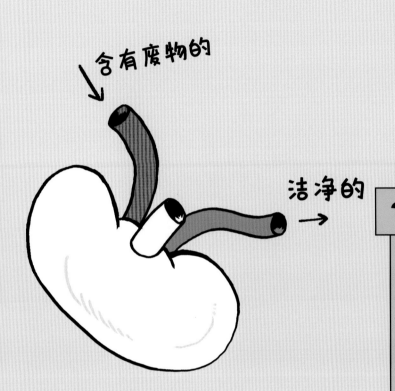

?

肾脏
有什么功能？

肾脏过滤血液，将血液中的废物和有害物质带走，然后将洁净的血液通过肾血管输送到人体各个器官。废物和有害物质随肾脏产生的尿液排出体外。

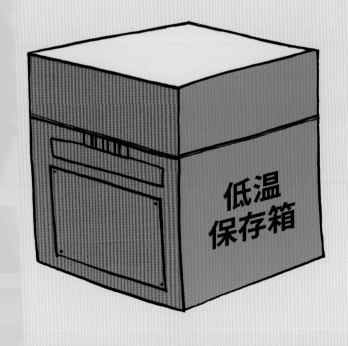

低温
保存箱

2 装有肾脏的那个低温保存箱不见了！大家都慌了神！要知道，肾脏不能在保存箱里滞留超过 15 个小时，否则将不适于移植。而将军又花了不少时间才到达医院……

"我熨烫了一下制服……"将军解释。

"好吧，现在我们得和时间赛跑！"

保存箱一定是被误放在医院某处了。它是这个样子的。找箱子的任务就交给你了！快行动起来！一旦你找到箱子，请翻到第 30 页。

1 你来到新生儿科。你得确保婴儿所在的保温箱内部温度恒定在37℃。婴儿身上连着的不同导线，纷纷缠绕在了一起。你能把它们加以区分吗？

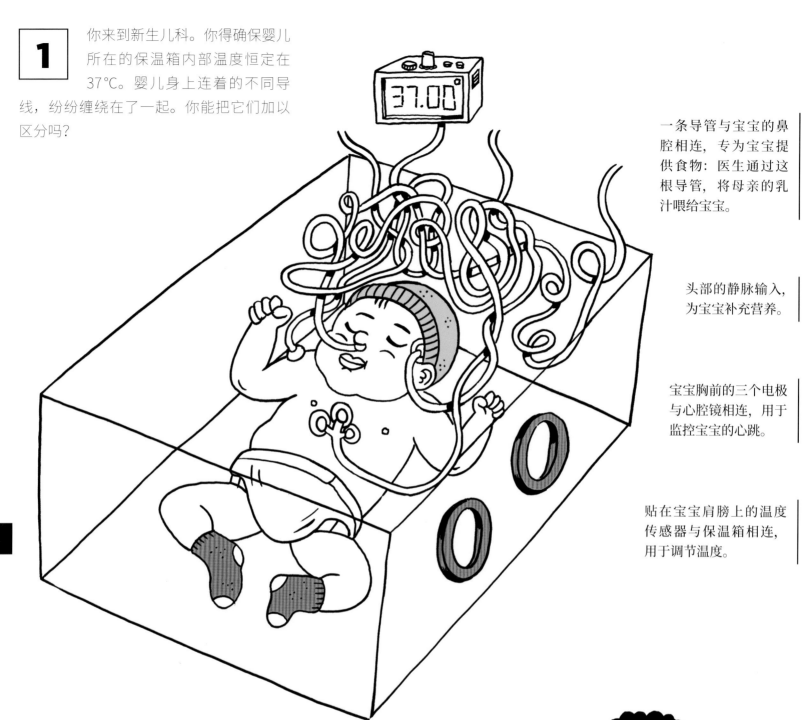

一条导管与宝宝的鼻腔相连，专为宝宝提供食物：医生通过这根导管，将母亲的乳汁喂给宝宝。

头部的静脉输入，为宝宝补充营养。

宝宝胸前的三个电极与心腔镜相连，用于监控宝宝的心跳。

贴在宝宝肩膀上的温度传感器与保温箱相连，用于调节温度。

2 这名新生儿将在保温箱里待上几天，沐浴在柔和的光线中。保温箱里很安静，宝宝的父母可以来看他，可以将手从箱子一侧的开口伸进去触摸他，与他交流。父母和护理人员要经常与宝宝说话，这一点对新生儿尤其重要。父母还会把一个带有母亲气息的小玩偶留给宝宝。

3 双胞胎中首先出生的那个宝宝，被放在父母亲裸露的皮肤上。这种做法叫"亲子皮肤接触"，对稳定新生儿的体温特别有效，同时有益于新生儿的消化、睡眠与呼吸，为新生儿带来舒适感。这时，你的呼叫机又响了！急诊科呼叫。急诊科在哪儿来着？第16页？好，就去第16页。

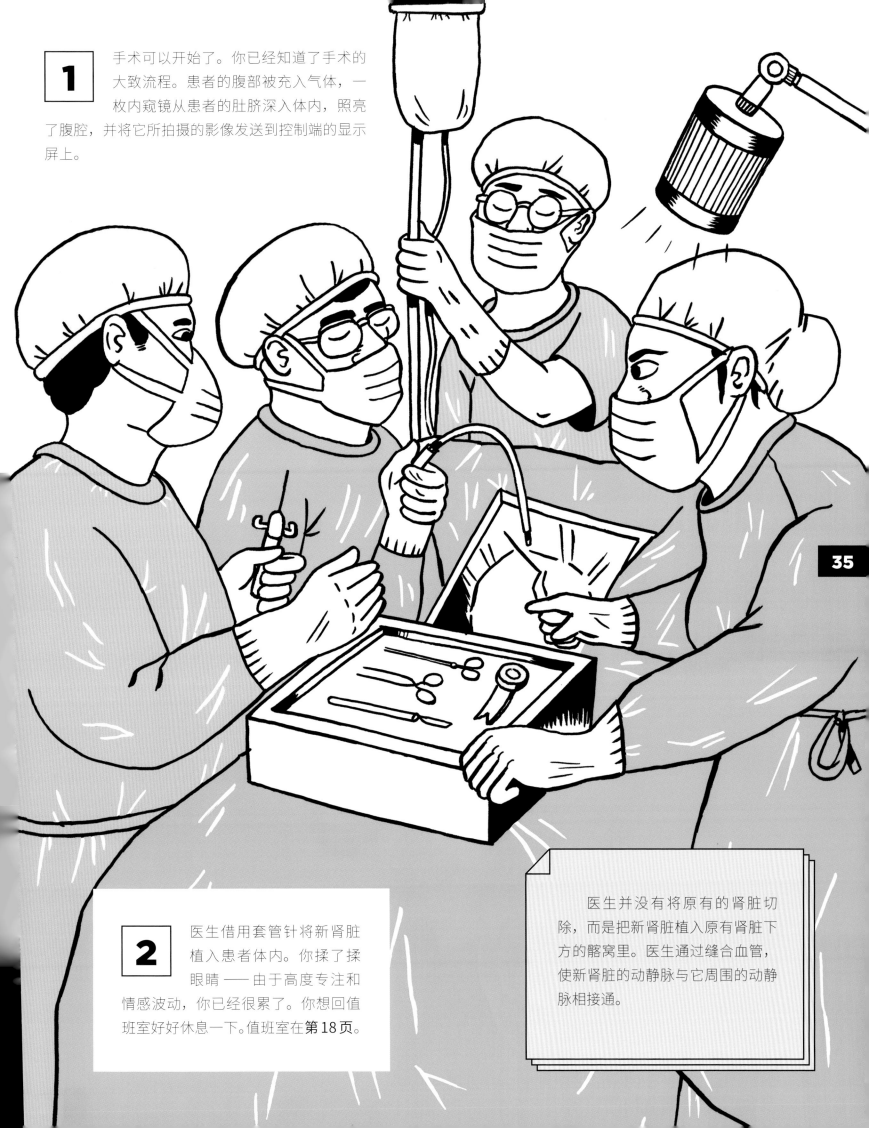

1 手术可以开始了。你已经知道了手术的大致流程。患者的腹部被充入气体，一枚内窥镜从患者的肚脐深入体内，照亮了腹腔，并将它所拍摄的影像发送到控制端的显示屏上。

2 医生借用套管针将新肾脏植入患者体内。你揉了揉眼睛——由于高度专注和情感波动，你已经很累了。你想回值班室好好休息一下。值班室在第18页。

医生并没有将原有的肾脏切除，而是把新肾脏植入原有肾脏下方的髂窝里。医生通过缝合血管，使新肾脏的动静脉与它周围的动静脉相接通。

1 你又发现了新的线索：医院停电那会儿，教授居然浑身湿淋淋的，手里还有一块冰！他拿着冰块做什么？他曾在何时、何地接触过冰呢？"何地"……你不知道，不过"何时"嘛——一定是在停电之前。你有答案了吗？

当健忘症发作时，患者会忘记最近发生的事情。不过，这种失忆状态不会持续太久，它发生的原因可能是患者体力损耗太大、受到精神冲击，或者突然接触到冰水或热水。

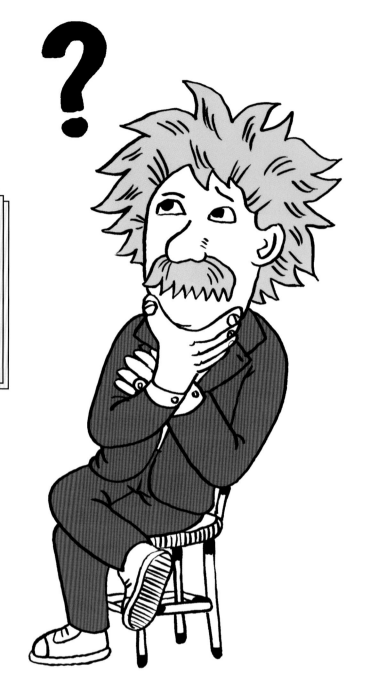

2 "教授先生，您在停车场时，被一些突如其来的冰块浇了个正着。接触到冰块是导致健忘症发生的常见原因之一。强烈而突然的冰冻感，使您忘记了新近发生的事情。"教授摇摇头："冰块？！亏你想得出来！你先告诉我，我现在到底在哪儿？"

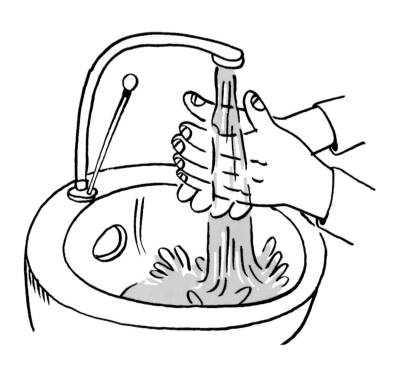

3 真是漫长的 24 小时！看来，医生忙碌起来，根本不分白天黑夜！现在，你可以去休息了。不过，在此之前，你还有最后一件事情要做——关于绿脓杆菌传染病的四大症状，你都找全了吗？不放心的话，你可以翻到第 39 页加以确认。如果你没有找全，那么请继续找；如果你已经找全了，那么只需请那四位患者去做血检，以便确诊，并为他们开出合适的抗生素。

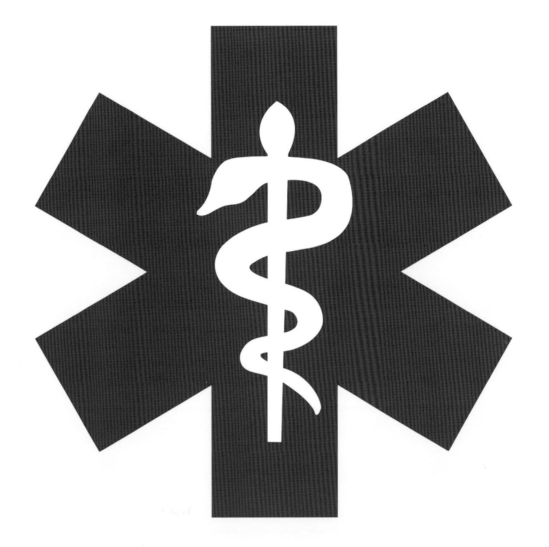

你的诊断有误！赶快重新
再来一次，以免患者的病
情加重。

流感与普通感冒症状对照表

	流感	普通感冒
头痛	是	是
咳嗽	是	是
发烧	是（高烧）	是（低烧）
咽喉痛	是	是
肌肉酸痛	是	否

塞林的检验结果

	正常值	塞林
淋巴细胞计数	正常值=(0.8~4)×10^9/l	塞林：2.5×10^9/l
尿素	正常值=1.8~7.1umol/l	塞林：3.5umol/l
C-反应蛋白（CRP）	正常值=0~8mg/l	塞林：200mg/l
血清肌酐	正常值=44~133umol/l	塞林：47umol/l
碱性磷酸酶	正常值=35~100u/l	塞林：70u/l

干得漂亮！你顺利完成了救死扶伤的任务。在你的帮助下，乐手得以重新登台表演，双胞胎平安降临人间。你甚至还遇见了一只海豹，移植了一枚肾脏，警觉地防止了一种疾病（绿脓杆菌传染病）的传播……

结束了忙碌的一天一夜，你脱下白大褂，迎着黎明的曙光，走出医院。不过，此时的你并不孤单。不信，请翻到第40页看看……

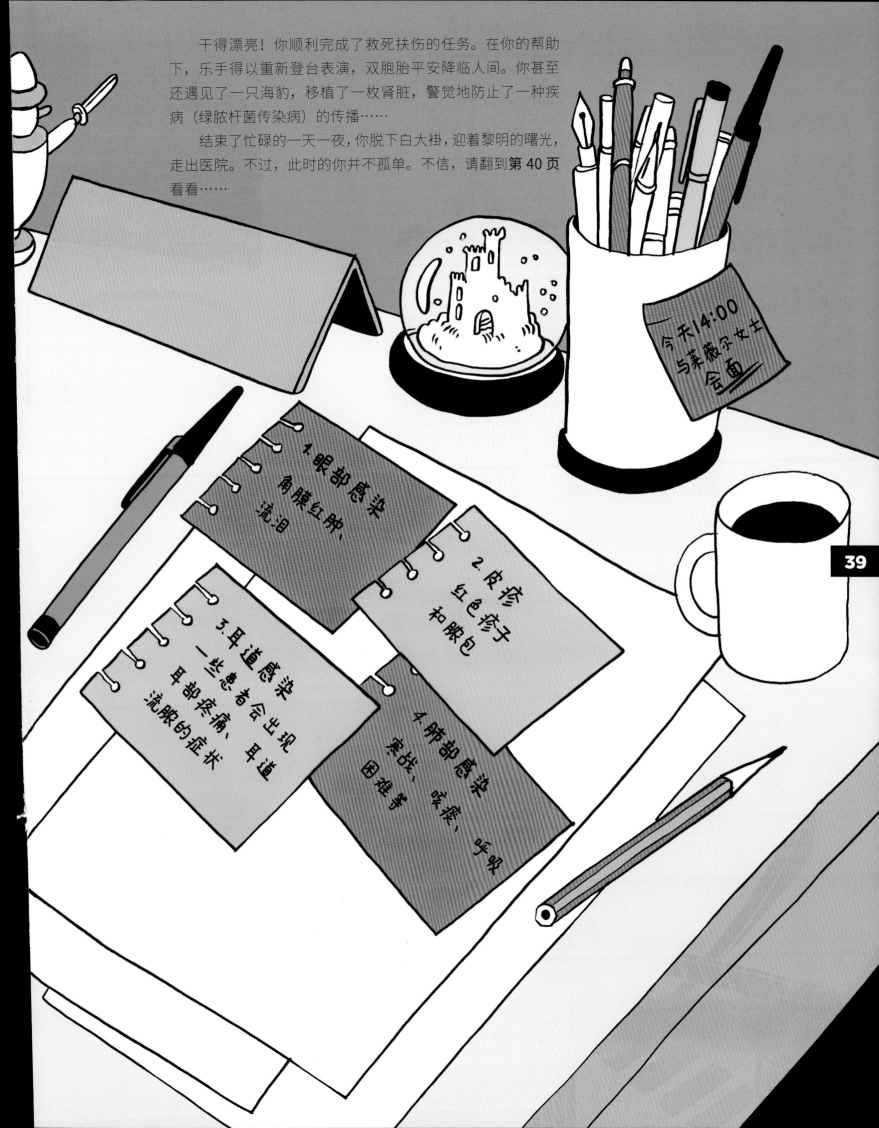

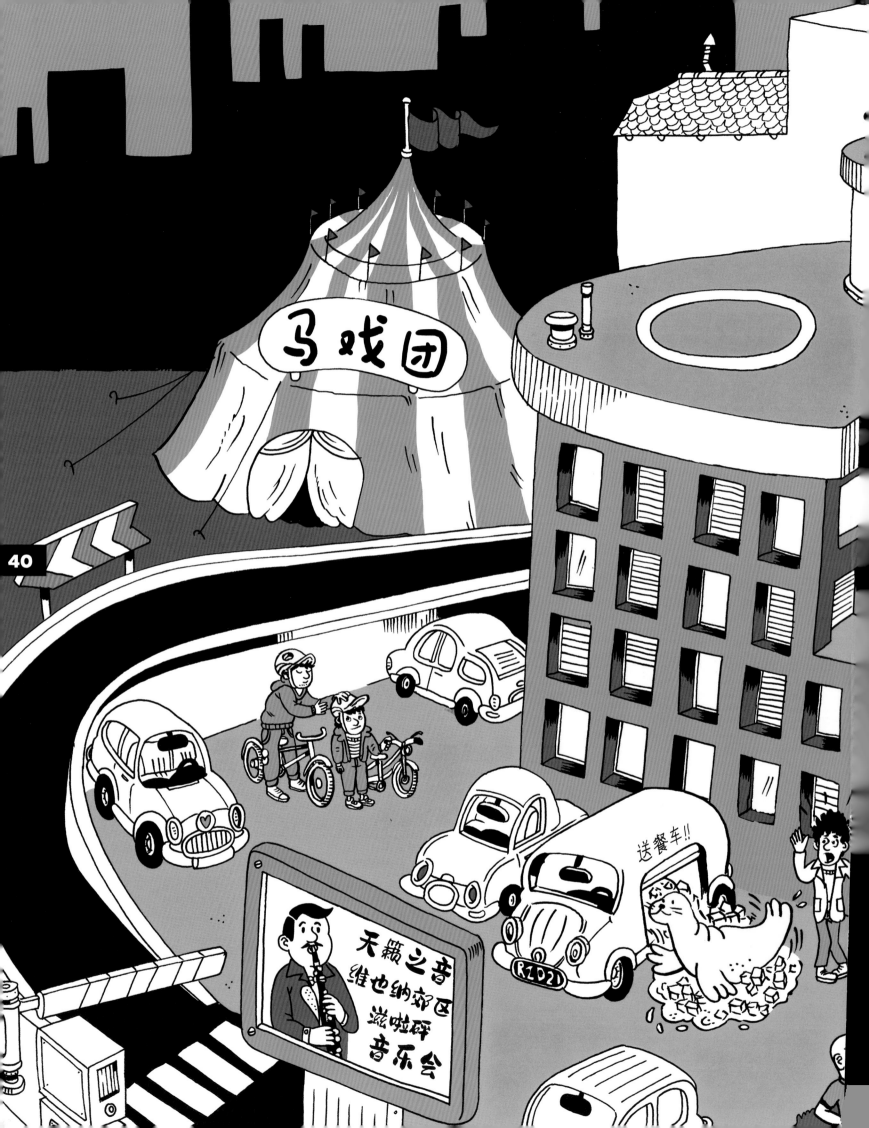

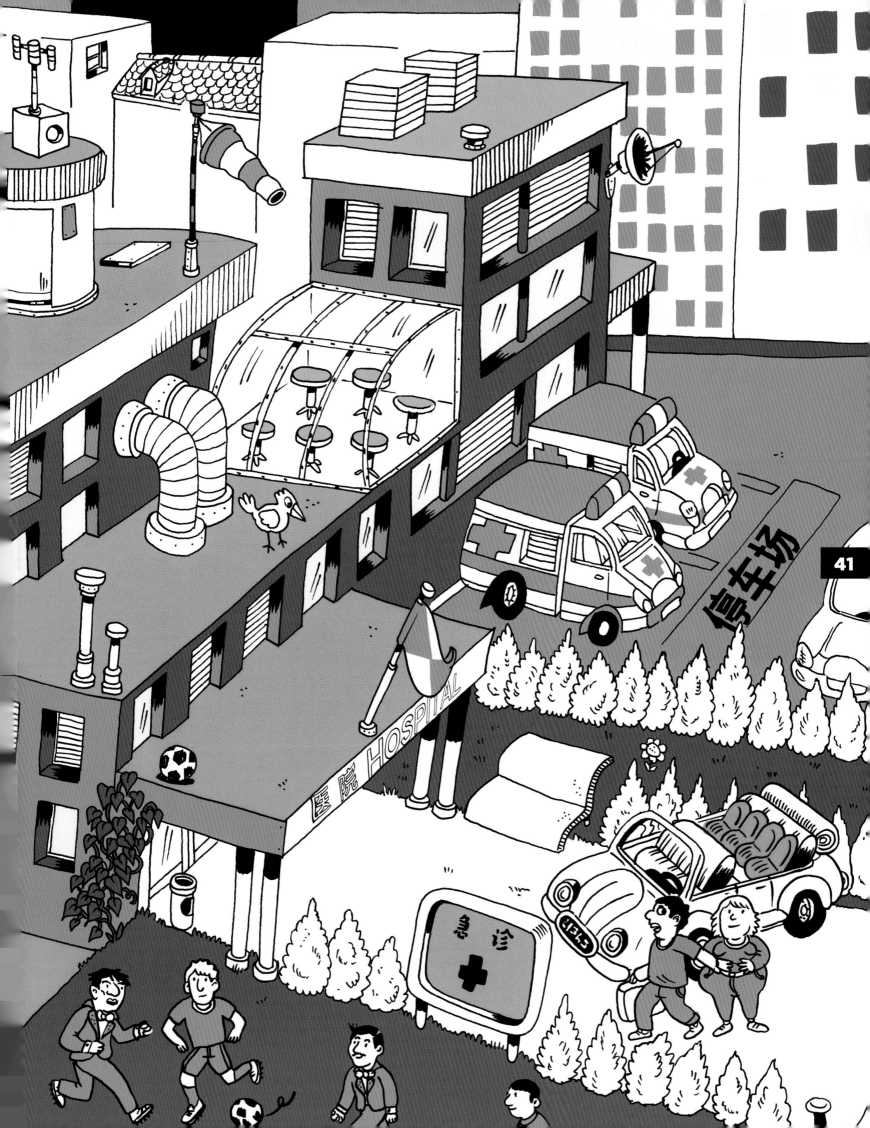

答案

8 点 30 分的患者

第 4 页：C- 反应蛋白缩写为 CRP，其含量超过了 8mg/l，必须马上做 B 超！

第 5 页：塞林的症状与阑尾炎的所有症状相符，你决定给他动手术。

第 20 页：从左至右，分别是：二号助手、巡回护士、外科医生、一号助手、麻醉师、器械护士。

第 21 页：屏幕上方出现了一把被遗忘的剪刀，你及时将它收回。

10 点 26 分的患者

第 7 页：低烧症状，可以排除风疹。眼部红肿的症状，可以排除流感和玫瑰疹。

第 26 页：科普利克斑是麻疹的症状之一。

12 点 02 分的患者

绿脓杆菌传染病的四大症状是：1. 第 22 页，双簧管吹奏者的眼部感染；

　　　　　　　　　　　　2. 第 1 页，餐厅里一位红头发患者的皮疹；

　　　　　　　　　　　　3. 第 3 页，急诊科一名员工的耳道感染；

　　　　　　　　　　　　4. 第 8 页，一位患者的肺部感染。

13 点 15 分的患者

第 9 页：是第 3 页右下角那位吃得满身脏兮兮的患者。

第 24 页：肺部没有白色阴影，不是肺炎。

第 29 页：胸片上显示心脏位于左侧，所以实际上心脏位于人体右侧。

14 点 47 分的患者

从急诊科到双人病房的路只有一条，需经过候诊室、放射科、手术室。

15 点 52 分的患者

第 13 页：这位乐手是在敲大鼓时受伤的。

第 22 页：第 31 页的胸片显示，乐手吞下了他的乐器。这个乐器出现在第 1 页医院门口的广告牌上。

第 27 页：唯一足够尖锐的物品就是指挥棒。小提琴手出现在第 2 页左下方。

18 点 10 分的患者

第 23 页：右上方的 B 超显示孕妇体内有两个胎儿。

第 28 页：B 超显示有两个羊膜囊。位置偏下的胎儿个头稍大。首先出生的胎儿头朝下，后出生的胎儿头朝上。你决定不采取剖腹产。

第 25 页：请翻到第 34 页。

21 点 06 分的患者

第 38 页：患者低烧，无肌肉酸痛症状，所以只是普通感冒。

第 32 页：没有发现被绿色环绕的黄色病毒，因此是普通感冒。